医学科普看浙里

身边的中医养生经

小病自治

主编 王 芳

ZHEJIANG UNIVERSITY PRESS
浙江大学出版社
·杭州·

图书在版编目（CIP）数据

身边的中医养生经：小病自治 / 王芳主编.
杭州：浙江大学出版社，2025.5（2025.10重印）.
（医学科普看浙里）. -- ISBN 978-7-308-26090-9

Ⅰ. R212

中国国家版本馆 CIP 数据核字第 20257LY223 号

身边的中医养生经：小病自治

主编　王　芳

责任编辑	殷晓彤
责任校对	张凌静
封面设计	周　灵
出版发行	浙江大学出版社
	（杭州市天目山路 148 号　邮政编码 310007）
	（网址：http://www.zjupress.com）
排　　版	杭州立飞图文制作有限公司
印　　刷	浙江省邮电印刷股份有限公司
开　　本	889mm×1194mm　1/32
印　　张	6.125
字　　数	126 千
版 印 次	2025 年 5 月第 1 版　2025 年 10 月第 2 次印刷
书　　号	ISBN 978-7-308-26090-9
定　　价	48.00 元

《身边的中医养生经：小病自治》
编 委 会

主　编： 王　芳

副主编： 张增祥　　王佳薇　　程巨萍　　吴昌海

编　委： 吴丹桐　　林稼樱

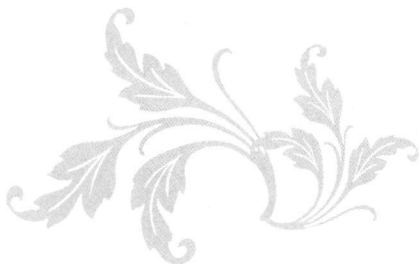

前　言

我自幼喜爱中医，而这无疑是受父亲的影响。父亲原先在浙江江山的一所山区学校任教。他年轻时曾患了一种午夜大汗的怪病，当地一名自学中医的新华书店经理开处3帖中药就治愈了父亲的怪病，这激发了他自学中医的兴趣。通过自学及经当地名医指点，父亲基本掌握了中医学知识，稍有所成后便在教学之余运用针灸、中药免费为学校师生和周边居民服务。20世纪60年代初期，我国农村普遍缺医少药。父亲的这份"兼职"非常受欢迎，俨然成了当地有名的"赤脚校医"（当时农村兼职校医的俗称）。

总结父亲的"兼职"有以下三个特点：一是心中有人。患者大多是熟人，所以父亲对他们的身体素质、发病原因、生活情况都十分清楚，治疗、劝慰和帮助三管齐下，往往显效神速。二是综合施治。中药、针灸、穴位按压、针刺放血、拔罐等，根据病情所需合理选用。三是免费服务。父亲自己上山采药、加工制作成中药饮片，加上针灸或手法操作，几乎不需要成本，正因为低成本的免费服务，让父亲"兼职"了近40年。

童年时期的我最喜欢跟着父亲上山采药。等我稍大一些，每当父亲忙不过来时，我就会上手帮忙，举着艾条给患者施灸。耳濡目染下，我渐渐地也对中医产生了兴趣，而父亲的病案故事更是让我着迷。当时我的理想是像父亲一样，做一名"赤脚医生"。1978年，在恢复高考的第二年，我参加了高考，且高考分数上了本科分数线，于是第一志愿我毫不犹豫填报了浙江中医学院（现浙江中医药大学）。毕业至今40余载，我从未离开过中医临床。

在40余年的中医临床实践和与众多患者交流的过程中，我逐渐理解了父亲作为一名"兼职医生"为什么会被当地群众认可，并被称为好医生。一是小病非小。作为医生，能识罕症、"开大刀"、起沉疴、判生死，固然是好，而如能对小病不轻视、不马虎，早发现、早诊断、早治疗，以最小的代价解除患者的痛苦，帮助群众尽量少患病、更长时间地保持健康，也同样是好医生。病在腠理，终至膏肓。重视小病，也体现了中医"治未病"思想。二是综治为上。整体观是中医理论优势，综合施治是中医临证的必然之法。凡是疾病的发生，皆是正气不足、内伤外邪等因素作用的结果，治疗之法，自当扶正祛邪，药石针砭，内外结合，多法并用，综合施治。三是主体为要。在疾病治疗过程中，患者作为主体，使其发挥主观能动性非常重要，如让患者通过改善生活作息、合理饮食、配合穴位按摩、调情调息等方式参与治疗。许多中医疗法看似微不足道，却具有唤醒、激发、扶助人体自愈力的作用。四是利民为本。充分发挥中医简、便、廉、验的特点。在群众有需要时叫得应，让中医治疗唾手可得，使群众认识和信任中医。

中医学包含中华民族几千年的健康养生理念及实践经验，是中华民族的伟大创造和我国古代科学的瑰宝。我是中医的坚信者、实践者，也是中医的受益者。中医让我有了热爱的职业，中医让我得到了群众的信任，中医让我获得了不少荣誉，中医让体弱多病的我能支撑起工作和生活的辛劳。

因此，宣传中医、分享中医，让更多的人认识中医、相信中医，并学会用中医的思维和方法，实现保健能自主、小病能自理，也是我作为中医人在临证之余该做的事。

2017年，我一退休就开设了微信公众号，公众号的选题内容都是患者咨询最多的问题，我的解答则以中医理论为基础，结合现代医学知识，以通俗易懂的语言介绍中医知识和方法。同时，介绍一些有关四季养生、食药同源、穴位按压、艾灸、拔罐等的中医妙招技法。每篇一事一法一药一技，文有病例，图有说明，且有注意事项或禁忌提醒。

2019年，宁波市老科技工作者协会将"王芳聊中医"公众号内容选编成册，作为宁波市社科基金项目的成果，在一定范围内发送，深受同行、病友和群众欢迎和好评。

此番选取公众号文章结集出版，取名"身边的中医养生经：小病自治"，表明了我的愿望和追求的目标。本书内容按四季分类，符合中医"天人相应"的理念。同时，本书内容尽量贴近百姓生活，以期为百姓的养生保健、防病治病尽一份绵薄之力。

2022年，宁波市启动第一批名中医药专家传承工作室建设，"王芳名中医药专家传承工作室"位列其中。本书的编写也作为传承的载体和工作的成果。包括工作室负责人、李惠利医院中医科主任张增祥，工作室成员副主任中医师王佳薇、副主任中医师程巨萍、针灸科主治中医师吴昌海等，诸位同志一起讨论，一起修改，尤其是自拍配图，为本书增色不少，让公众号的随笔转型为一本"口袋书"；同时，浙江大学出版社的编辑多次耐心指导、修改，在此一并表示由衷的感谢！

宁波市医疗中心李惠利医院主任中医师

浙江省中青年临床名中医

宁波市名中医

目录

长夏湿郁多烦闷，补中清化解忧愤

秋风瑟瑟伤津气，鲜果累累化燥邪

冬至夜长精气敛，厚积薄发待来年

暖风轻拂春花发，
舒心解郁开胸怀

　　一年之计在于春，立春是中国传统二十四节气中的第一个节气。"立"有开始之意，"立春"揭开了春天的序幕，表示万物复苏的开始，人体的新陈代谢也开始加快，所谓"百草回生，百病易发"，天气乍暖还寒，上呼吸道疾病、情志病、肝病等多种慢性病在春季"蠢蠢欲动"，因此了解春季的特性、防患于未然、顺时养生保健显得尤为重要。

◎ 春时木欣发，应时宜养肝

二月下旬，我接诊了一位中年女性患者。患者自诉近来情绪低落，莫名心烦，不思饮食。我问是否有不开心的事？答曰，并无。

开春以来，连续阴雨不断，阳光少见，许多人表现出心情郁闷、脾气易躁。春天本该春暖花开、暖风习习，人们沐浴着温暖的阳光，在户外踏青、散步。这位患者是因心情不畅、肝气不疏，影响了脾胃的消化功能而出现此等症状。给予疏肝健脾类中药7剂，一周后复诊，谓前症已去大半，情绪亦明显改善。

那么，中医从"天人合一"的角度，是怎样看待春天的呢？

《黄帝内经·四气调神大论》中有这样一段话："春三月，此谓发陈。天地俱生，万物以荣。夜卧早起，广步于庭，被发缓行，以使志生；生而勿杀，予而勿夺，赏而勿罚，此春气之应，养生之道也。逆之则伤肝，夏为寒变，奉长者少。"意思是说，春天这三个月，是草木发芽、枝叶舒展的季节。在这一季节里，天地一同焕发生机，万物因此欣欣向荣。人应当晚睡早起，多到室外散步；披散头发，缓慢行走，以使情志宣发舒畅。天地使万物和人焕发生机的时候一定不要去扼杀，赋予万物和人焕发生机的权利一定不要去剥夺，勉励万物和人焕发生机的行为一定不要去破坏。这乃是顺应春气、养护人体生机的法则。违背了这一法则，就会伤害肝气，到了夏天还会因为身体虚寒而出现病变。之所以会如此，是由于春天生机不旺，使得供给身体在夏天茂长时所需的正气缺少。

在中医理论中，春季气候对人体健康的影响有哪些特点？

春季风邪致病最多。中医将具有清扬开泄、善动不居等特性的外邪，称为风邪。春季风邪当令，许多病症呈现"风"的特点。风性清扬，故风邪易侵犯人体的上部、阳经和肌表；又因风性善行而数变，故风邪致病有病位游移、行无定处，以及发病急、变化多、传变快的特点；且风性主动，肌肉抽搐、震颤和四肢抽搐等都为风邪所致。《黄帝内经》云"风为百病之长""风者，百病之始也"，是说风邪还是外邪致病的先导，常兼夹他邪伤人，如风寒、风热、风湿等。

春季易旧疾复发，即所谓"百草回生，百病易发"。经过一个冬天的蛰伏，人体内多有积热，邪气乘虚而入，容易引发各种旧疾，尤其是皮肤病、神经精神类疾病（如抑郁症、癫痫）等。

春气通于肝。春季在五行中属"木"，人与自然相应，五脏中肝也属"木"。因此，春天为肝木之气当令，春季养生应注意养肝。熬夜、酗酒都是伤肝的行为。《黄帝内经》所言晚睡指的是不像冬季那样早睡，并不是熬夜。同时，中医认为，肝的病理机制为多实少虚，如果春季调养不当，反过来易引起肝火上炎，出现头晕胀痛、急躁易怒；肝开窍于目，故还会出现目赤肿痛等症。

为此，春季养生要注意什么呢？

一、起居调适

春天阳气生发，空气清新，人们应该在力所能及的情况下，早起晚睡，多做户外运动，使人体气血流畅，郁滞疏散，筋骨舒展。

初春，要"春捂"。初春本来就是一个乍暖还寒的时节，气温变化大，血管开始舒张、腠理疏松，易受邪气侵犯，引起感冒、上呼吸道感染等疾病，所以要注意保暖，不宜过早脱去冬装，尤其是年老体弱者。

二、情志调节

春天为少阳之时，肝木之气当令，肝主疏泄，在志为怒。肝的生理特点是恶抑郁而喜条达，就是喜欢舒展、条畅的情绪而不喜欢抑郁、烦闷。所以，春季调节情志最主要的是要制怒，怒则伤肝；其次是忌精神抑郁。春天连续的阴雨很容易引起肝气郁结，继而"木不疏土"，影响脾胃的运化功能。前文中的病例即是如此。所以，一定要把积在心中的不良情绪及时通过适当的方式发泄出去，以尽快恢复心理平衡。

三、调养脾胃

中医五行学说相生相克的理论认为"木克土"。肝属木，脾属土，正常情况下木克土是指肝木能够制约脾土。若春季肝气上升太旺，则为肝旺乘脾。乘，凌也，以强凌弱也。肝木过旺而抑制脾土，影响脾胃的消化功能。低剂量抗抑郁药物可改善胃功能紊乱。这也证明了"木克土"关系的存在。因此，春季养生，也需要注意脾胃的调养。

春季饮食调养应遵循清平、养肝的原则。清平指的是饮食宜清淡、平和，忌厚味、滋腻之品；养肝指的是顺应肝的生发特点，以辛、甘、发散之品为上，有利于阳气的生发和肝气的疏泄。宜食小麦、荞麦、薏米、玉米、各种豆制品、胡萝卜、芹菜、菜花、菠菜、橘子、佛手等。

四、代茶饮

菊花、冬桑叶可以清肝火；玫瑰花、月季花可以疏肝解郁；枸杞子养肝明目；决明子清肝明目、润肠通便等。以上中药都可以在春季代茶饮。

五、运动锻炼

春季的运动动作宜舒展、畅达、缓慢，以适应阳气生发的需要。中医有"人卧则血归于肝""人行则血动于诸经"之说，所以除了晚上按时睡觉不熬夜以养肝外，白天还要适当运动，加快血液循环,促进机体吐故纳新,保证全身各脏器的气血流通。如各种球类运动、跑步、太极拳、郊游、放风筝等都是比较适合春天的运动，可根据自己的情况选择合适的运动。

六、穴位按摩

按揉太冲、太溪、涌泉，可以清泻肝火、引火归元。

太冲属足厥阴肝经，位于足背，第一、二跖骨结合部之前凹陷中，可疏肝、清肝火。

太溪属足少阴肾经，位于足内侧，内踝后方与脚跟骨筋腱之间的凹陷处，可滋阴益肾、壮阳强腰。

涌泉属足少阴肾经，位于足底部，足掌中线前 1/3 与中 2/3 的交点，可滋阴潜阳、宁心安神、引火归元。

为什么要选用太溪与涌泉这两个肾经穴位呢？因为肾属水，水能生木，滋水涵木，春季补肾亦可养肝。

◎ 踏春采野菜，对味方寸间

惊蛰一过，大地回春。江南地区莺飞草长，花红柳绿，许多鲜嫩的野菜纷纷上了老百姓的餐桌。此时的野菜既是人们用舌尖去体味春天田野的自然诱惑，也是"药食同源"，是丰富的营养价值和特殊的药用功效兼得的土地馈赠。野菜性味不同，功效各异，若食用不当，则可能出现副作用。如何尝出味道、吃出营养、用出疗效，野菜里面也有不小的学问。此外，野菜还牵着我的一份乡愁。

一、马兰头

记得小时候我非常喜欢采野菜，特别是马兰头。在春季，每每放学回家，就会急不可待地拎上篮子、带上剪刀，奔赴田野，待剪上满满一篮子的马兰头方肯回家吃晚饭，而多数马兰头交给父母所在学校的食堂，丰富老师们的菜谱，因此也常常得到他们的表扬。大学毕业回乡工作的第二年，为了更好地宣传科普知识，我动笔撰写了第一篇科普文章，题目是《劝君多吃马兰头》，发表在《江山报》上，得到了较好的反响。自此我踏上了科普之路。之后我工作到哪就将科普做到哪，一路笔耕不辍，在《江山报》《慈溪日报》上陆续发表了科普文章50余篇。

马兰头又名马兰、红梗菜、鸡儿肠、田边菊、紫菊、螃蟹头草等，属菊科马兰属多年生草本植物。马兰头原是野生种，生于路边、田野、山坡上，我国大部分地区均有分布。马兰头有红梗和青梗两种，均可食用，药用以红梗马兰头为佳。在浙江吃马兰头等时鲜蔬菜，是取其青字，以应清明节的"清明"。马兰头全

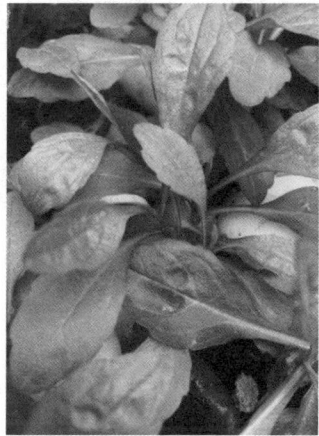

马兰头

草可以入药，有清热解毒、凉血止血、利尿消肿的功效，可用于治疗慢性支气管炎、咽喉肿痛、小便不利、鼻衄、牙龈出血、吐血等。江山有个民间单方，用一把鲜马兰头根（约50g），洗净煎水服用，治疗感冒或急性咽喉炎引起的咽喉肿痛，效果显著（只是味道苦涩，咽下需要点勇气）。

马兰头作为时鲜蔬菜做法很多，我做过或品尝过的有马兰头炒鸡蛋、马兰头炒香干、麻油凉拌马兰头等。不管何种做法，在做前用沸水焯一下，可以去除马兰头的苦涩味。

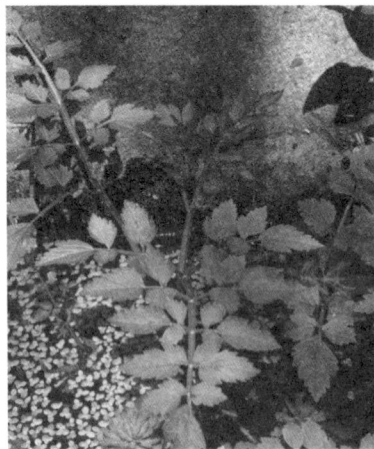

水芹菜

二、水芹菜

水芹菜又称野芹菜、水芹、河芹，是一种多年生草本植物，生长在低洼的水田、水沟里，嫩茎和叶柄均可食用。在很多风景区附近，常会遇到老百姓在兜售野芹菜。其性味凉、甘辛，能清热利湿，平肝开胃。水芹菜富含多种维生素和无机盐类，其中以钙、磷、铁等含量较高。

水芹菜的生长期较长，春、秋、冬三季都可以采收，既可以单独炒或凉拌，也可以与其他荤菜一起制作成水芹炒肉丝、水芹羊肉饺子等。

三、荠菜

荠菜，含有丰富的维生素C、胡萝卜素和微量元素，有助于增强抵抗力。荠菜是野菜中吃法最多的一种。因为没有苦涩味道，所以特别受大家欢迎。春天摘取荠菜的嫩茎叶或越冬芽，焯水后可凉拌、蘸酱、做汤、炒制，也可以做荠菜水饺、荠菜馄饨、荠菜春卷、荠菜粥，都是春天餐桌上不可或缺的美味。当然，在宁波最有名的当数荠菜炒年糕。

与此同时，荠菜的药用价值也非常高。其性味甘、淡、凉，归肝、胃、小肠、膀胱经，可凉血止血，治疗各种热性的出血，如尿血、月经过多等；可清热利尿，治疗肾炎、水肿等；可健胃消食，治疗胃痉挛、胃溃疡、痢疾、肠炎等；可清肝明目，治疗目赤肿痛。

四、马齿苋

马齿苋性喜肥沃土壤，耐旱亦耐涝，生命力强，生于菜园、农田、路旁，为田间常见杂草。马齿苋的嫩茎叶可食用，味酸。一般的做法是焯水后炒制、凉拌等，如大蒜拌马齿苋、马齿苋炒鸡蛋、马齿苋馅包子、马齿苋粥等。

马齿苋含有蛋白质、硫氨酸、核黄素、维生素C等营养物质。马齿苋含酸类物质比较多，所以食用时稍有些酸味。全株可供药用，性味酸、寒，有清热利湿、解毒消肿、止血的作用。可治疗妇女崩漏、产后出血过多；鲜品捣烂外敷，可以治疗热毒疮痈；种子能明目，用于治疗痢疾、肠炎腹泻。

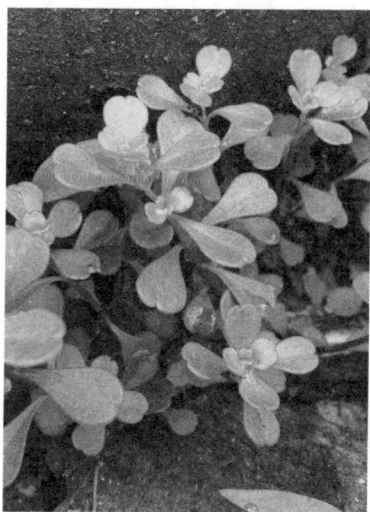
马齿苋

在门诊时曾经接诊一位患者，患慢性腹泻半年余，服用中药症状得以控制，但停药后又复发腹泻。她因其他疾病来找我，并告知慢性腹泻已经痊愈，问她使用何种治疗方法？答曰：有人指教可以吃"豆瓣草"，结果真的好了。当时，我不知豆瓣草是何物。请她采些来看看，原来是马齿苋。大概是因为马齿苋的叶片像豆瓣吧。从此，马齿苋的地位在我的心中得到了升华。

马齿苋是一种含高蛋白、低碳水化合物的野生蔬菜，具有一定的降低、稳定血糖水平的作用，故常吃马齿苋对糖尿病也有一定的食疗作用。

五、蒲公英

蒲公英又名黄花地丁、婆婆丁，广泛生于中低海拔地区的山坡草地、路边、田野、河滩。蒲公英富含维生素A、维生素C、钾，也含有铁、钙、维生素B_2、维生素B_1、镁、维生素B_6、叶酸和铜等。其性味甘、微苦，寒，归肝、胃经，有清热解毒、利湿健胃等作用，还能利尿、利胆、退黄。

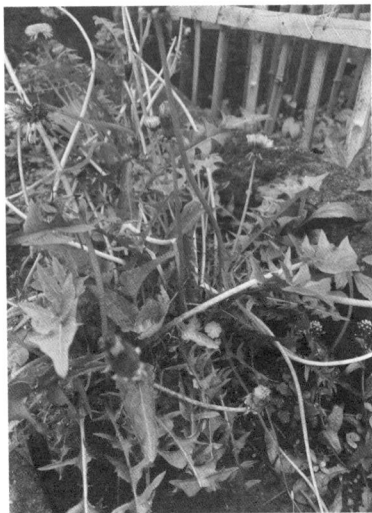

蒲公英

蒲公英的药用范围非常广泛，可治疗热毒、痈肿、疮疡、肠痈、目赤肿痛；治疗肝炎、胆囊炎、湿热黄疸；是治疗急性乳腺炎的特效药，可内服加鲜品捣烂外敷；是治疗胃炎的常用药，对杀灭幽门螺杆菌有一定效果；可治疗急性结膜炎、感冒发热、急性扁桃体炎、急性支气管炎、尿路感染等。

蒲公英的一般做法是焯水后凉拌、炒制或做汤，如蒲公英拌海蜇皮、蒲公英炒肉丝；还能配绿茶、甘草、蜂蜜等，调成能够清热解毒、消肿的蒲公英茶。

六、野葱

野葱在山坡、平地上都有生长。野葱的药用价值类似于葱，味辛、性温，能发汗、散寒、消肿、健胃，可用于治疗伤风感冒、头痛发热、腹部冷痛、消化不良，还有降血脂、降血压、降血糖的作用。

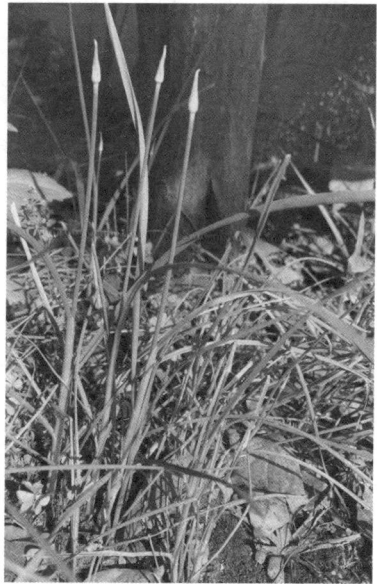

野葱

在小区散步时，我经常会在绿化带上采到野葱，回家洗净后切碎，打上两个鸡蛋，野葱炒蛋的香味更浓于小葱炒蛋，保证你吃了还想吃。

药食两用的野菜种类数不胜数，还有车前草、鱼腥草、苦菜、蕨菜等，而且不同的地方有各自喜食的种类，吃不惯的人难以入口，好食者觉得气味独特。

春季调养不当，易导致外感风热、内生肝火等热性病变，而上述野菜大多性偏寒凉，恰好可以清热泻火。可以这样理解，其实自然界本身就存在着"以寒制热、以热制寒"的平衡机制，如果人们能认识、尊重并正确运用这一平衡机制，就能达到"阴阳平衡""天人合一"的状态。近乎道哉！

现在为了满足人们的需求，很多野菜已经开始人工种植了，如马兰头、荠菜、鱼腥草等，所以如果想吃可以去农贸市场采购，不必再去野外采摘。当然，吃着自己采摘的野菜，也会别有一番风味。想当年，我曾是爱采不爱吃的，追求的就是采摘的过程和收获的喜悦！

需要注意的是，这些野菜大多性味寒凉，脾胃虚寒者不能多吃。记得有一年春天踏青去江北的苏湖，发现苏湖边的一条水沟里长满了水芹菜，对于喜爱采野菜的我如获至宝，采了一大捆，回家炒制，香嫩可口，吃了不少，结果导致胃痛发作。为了减少野菜的寒性伤胃，在烹饪时可以加几片生姜一起焯或炒，因为生姜辛温暖胃，可以中和野菜的寒性。

当然，野菜也并非完全绿色，野菜的生长环境也存在污染的可能，所以自采野菜要注意采摘地点的环境，若情况不明，则尽量不采或采回家后多加清洗。

◎ 疼人送花茶，解语又解愁

已经有多人与我探讨花茶的作用，也常有女性患者在病情好转之后询问平时饮什么花茶比较好。确实，花茶饮对了，不仅可以起到保健养生的作用，还可以有治疗疾病的效果，因为很多可以泡茶的花本身就是中药。

花茶，又叫香片，一般是由有香味的鲜花和新茶一起制作而成的。而我下面所讲的花茶是指单纯用鲜花或干燥的花作原料，以泡茶的方式饮用。

下面就介绍几种既常用又实用的花茶原料。

一、玫瑰花

玫瑰花，气味芳香，药性平和，味甘、微苦，性温，归肝、脾经，有行气解郁、和血止痛之功效，可用于肝胃气痛、乳房胀痛、月经不调、跌扑伤痛等。此外，玫瑰花还对某些皮肤病有很好的疗效，如长期饮用能去除痤疮和粉刺，使面部的皮肤光滑柔嫩，对改善面部黄褐斑也有一定的作用。

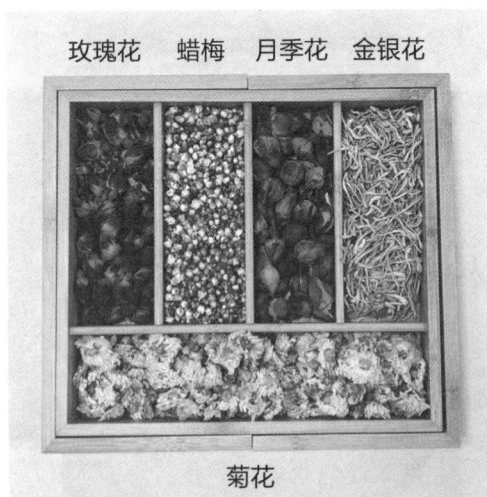

花茶原料

取花蕾 3 ~ 5 朵（或干花 3 ~ 6g），沸水冲泡，盖盖焖 5 分钟即可饮用；可边饮边冲，直至色淡无味，即可换新再泡。若加蜂蜜或冰糖，则味道更佳。孕妇和阴虚火旺证者不宜长期、大量饮用。

二、月季花

月季花又叫月月红、月月花，不仅是花期长、芬芳色艳的观赏花卉，而且是一味妇科良药。月季花味甘、性温，入肝经，有活血调经、行气、止痛、消肿解毒之功效，故常被用于治疗月经不调、痛经等。所以，有月经不调、痛经的朋友可以经常饮月季花茶。

用法用量同玫瑰花。

三、蜡梅

蜡梅寒冬开花，清香四溢。味辛、甘、微苦，性凉，归肺、胃经，能解毒清热、理气开郁，可用于治疗郁闷心烦、肝胃气痛、梅核气、咽喉肿痛、百日咳等。

泡茶用量干者 3 ~ 6g。

四、茉莉花

茉莉花虽无艳态惊群，但玫瑰之甜郁、梅花之馨香、兰花之幽远、玉兰之清雅，莫不兼而有之，即所谓"一卉能令一室香"。家中放上一盆茉莉花，可醒脑提神。茉莉花辛、甘、温，能理气开郁、辟秽和中，可用于治疗脾胃湿浊不化、少食脘闷、腹泻或下痢腹痛等。

泡茶用量干者 3 ~ 6g。

五、菊花

菊花味甘、苦，性微寒，具有疏散风热、平抑肝阳、清肝明目、清热解毒的功效，可用于治疗风热感冒、头痛眩晕、目赤肿痛、眼目昏花等。

菊花与枸杞子一起泡茶饮，现在特别受欢迎。枸杞菊花茶是一种中国传统茶饮，属于中医组方茶，可以清肝明目、祛肝火，适用于肝火旺盛引起的易怒、焦躁等症；菊花和枸杞子都是护眼的药材，对缓解眼睛疲劳、视物模糊有很好的疗效，是上班族、电脑族、手机族必备的茶饮。

需要注意的是，菊花性寒，一般阳虚体质（平时畏冷）和脾胃虚寒（一吃凉物就胃痛、胃部不舒服或拉肚子）者，不饮或少饮。

六、金银花

金银花味甘，性寒，入肺、心、胃经，具有清热解毒、抗炎的功效，可用于风热感冒、咽喉肿痛、发热、痈肿疔疮、丹毒、急性乳腺炎、腮腺炎、痤疮等，效果显著。金银花泡茶一般多用于治疗，所以剂量宜大，泡茶用量干者 10 ~ 15g。

金银花自古被誉为清热解毒的良药。一般清热解毒药都易伤胃，而金银花性甘寒气芳香，甘寒清热而不伤胃。

可以泡茶的花还有很多，如桂花、三七花、石斛花、人参花等，都有很好的保健、药用价值，可以按需选用。

◎ 怪味鱼腥草，药食蕴奇效

　　春天风邪为盛，此时各种流感病毒威胁着人们的健康，感冒、肺炎也是各大医院最多见的疾病。这个时候有味草药正好可以大显身手。小时候常随父亲采草药。父亲告诉我，有一种草药，凭着气味就可辨识，这就是鱼腥草。鱼腥草真的是"草如其名"，保证你鼻前一闻，终生难忘！

　　相传很久以前，在一个贫困的村子里，有对不孝夫妻时常虐待双目失明的老母亲。一次，老年人患了重病，高热、咳嗽、咳脓血不止，夫妻俩不但赖着不给母亲治病，还怪老年人装病。有邻居实在看不下去，便送来一条鱼让他们给久病不愈的母亲补补身子。夫妻俩表面上应允着，背地里却瞒着老年人，连鱼带汤吃个精光。由于怕邻居再来看母亲时，自己的丑事露馅儿，儿子便到山坡上采来了一种有鱼腥味的野菜，煮了骗母亲说是鱼汤，让母亲喝。善良的母亲信以为真，喝了一碗又一碗，没几天，母亲的病竟奇迹般地好了。后来，这事传了出去，人们纷纷谴责这对不孝夫妻，同时也知晓了这种野菜的作用，并由此把它称为"鱼腥草"。

鱼腥草是一种可药食两用的植物。《名医别录》早有记载："生湿地，山谷阴处亦能蔓生，叶如荞麦而肥，茎紫赤色，江左人好生食，关中谓之菹菜，叶有腥气，故俗称鱼腥草。"鱼腥草多产于我国长江流域以南各地，田间、野地随处可见。

几年前，我家小院子里此物不请自来，冬季地上部分枯死，来年春天又吐新芽，如今已是郁郁葱葱。以前，只知道鱼腥草是味中药，这几年在菜场和餐桌上已是屡见不鲜。虽然到现在，我还是不习惯那种鱼腥味，但知道它有药用价值，就多次尝试着吃一点，相信不久也会爱上它，就像以前很讨厌香菜的味道，现在却觉得有了香菜，食欲大开。

鱼腥草吃法比较多样：可以将鱼腥草洗净后切段凉拌；可以煮汤或清炒；也可以做成咸菜。我只吃过凉拌的鱼腥草，比如凉拌叶子、凉拌根茎。

鱼腥草全草可入药，味辛，性微寒，归肺经，能清热解毒、消肿疗疮、利尿除湿、清热止痢、健胃消食，用治实热、热毒、痰热为患的肺痈、疮疡肿毒、痔疮便血、脾胃积热等。现代药理学实验表明，鱼腥草具有抗菌、抗病毒、提高机体免疫力、利尿等作用，可用于治疗痰热壅肺吐脓血、热痢、疟疾、水肿、淋病、白带、痈肿、痔疮、脱肛、湿疹、秃疮、疥癣等。临床报道广泛用于治疗肺炎、肺脓疡、咯血、上呼吸道感染、急慢性支气管炎、感冒发热、肺癌、宫颈糜烂、肾病综合征、鼻炎、化脓性中耳炎、流行性腮腺炎等。如中成药解热清肺糖浆、复方鱼腥草片（糖浆）、急支糖浆、祛痰灵口服液等均有鱼腥草的成分。笔者在临床上也喜用鱼腥草，每每碰到咳嗽患者，只要是痰多黄稠者，加用鱼腥草，往往能收到很好的化痰止咳效果。

鱼腥草作为药用，既可内服又可外用。内科疾病以煎服为主，而如痈肿疮疖可以用鲜品捣烂外敷，痔疮、脱肛、湿疹、秃疮、疥癣等可以煎汤熏洗。可单用，亦可与其他药物配伍运用，鲜品用量加倍，水煎或捣汁服。一般不宜久煎（在复方中，若其他药物煎煮时间较长，则鱼腥草可以后下）。外用适量，捣敷或煎汤熏洗患处。

了解了那么多鱼腥草的作用，是否觉得反正是蔬菜，平时多吃点也无妨？但过犹不及，不可忘记此物性偏寒凉，尤其是脾胃虚寒者不能多吃。

◎ 仙方名逍遥，善解经不调

大概是十年前的一天，一位老病号来就诊，一见面就高兴地说，她在美国西雅图工作的大女儿，好多年的痛经终于好了。女儿特意要妈妈好好感谢我。我这才想起，前几次她来看病时说起女儿在国外读书工作，饱受痛经之苦。我详细问了情况后，让她买了10瓶中成药逍遥丸寄过去，在每次月经干净后开始服用，经期停服。她女儿收到药后还跟妈妈开玩笑说：逍遥丸这名字，是不是吃后能令人逍遥？

逍遥，出自庄子《逍遥游》。郭象注解："顺万物之性，游变化之途。"大致是说任何事物都不能超越自己本性和客观环境，主张各任其性，放弃一切大小、荣辱、死生、寿夭的差别观念，便能逍遥自在，超越现实，达到仙人的境界。中医认为，肝属木，主疏泄，喜舒畅而恶抑郁，是保持全身气机疏通畅达、保证机体各项生理功能正常发挥的重要条件。肝失疏泄或情绪抑郁不舒，均可引起肝气郁结，临床表现为胁痛、胸闷、脘胀、嗳气、妇女月经不调等。

逍遥散出自《太平惠民和剂局方》，由柴胡、当归、白芍、白术（炒）、茯苓、炙甘草、薄荷、生姜组成。其功效是疏肝健脾、养血调经。其作用的特点是气血同治、肝脾同调、体用兼顾。即逍遥散可恢复肝舒畅条达之性，让肝气活泼畅通，心情随之开朗，烦恼抛诸脑后，好似神仙一般快活。此方能"顺万物之性"，故名"逍遥"。也有说以"逍遥"为名是夸此方功效之妙，"如阳动冰消，虽耗不竭其本，舟行水摇，虽动不伤其内。譬之于医，消散其气郁，摇动其血郁，皆无伤乎正气也"。解郁而不伤气，真乃仙方也。

逍遥散，在《太平惠民和剂局方》中原是散剂，后来改为更为常用的汤剂、丸剂。逍遥散做成丸药后，即名"逍遥丸"，临床应用非常广，主治肝郁血虚脾弱证，症见两胁作痛，头痛

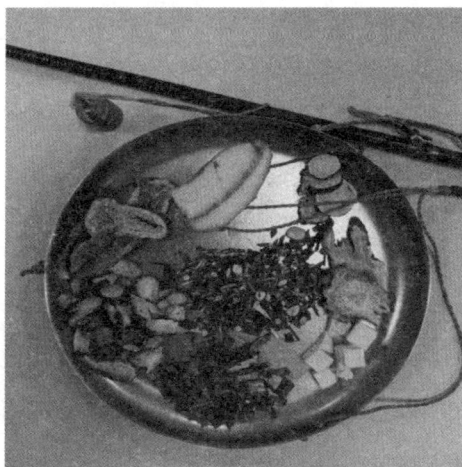

逍遥散

目眩，口燥咽干，神疲食少，或月经不调，乳房胀痛，脉弦而虚。笔者非常推崇此方，不管是汤剂还是丸剂，都是我在治疗许多内科、妇科疾病时常用的一个基础方。

下面介绍逍遥丸的临床应用。

一、月经不调、痛经

女性痛经、月经不调、经前心烦易怒、乳房胀痛等症临床多见。轻症者可以单服逍遥丸，严重者则可与妇科调经片同服，补气活血、调经止痛。

气血不足的痛经，伴有月经紊乱、量少等，也可以与乌鸡白凤丸同服，补气养血，调经止带，以治疗气血两虚，身体瘦弱，腰膝酸软，月经不调、带下等症。

二、围绝经期综合征

围绝经期综合征又称绝经前后诸症，随着月经紊乱或绝经，出现阵发性烘热汗出、五心烦热、烦躁易怒、情绪不稳、头晕耳鸣、心悸失眠等症。其原因多为肝肾阴虚内热。依笔者的临床经验，此类患者属肝经郁热证者不少，用丹栀逍遥散加减见效比较快。假如患者不愿意或不方便服汤药，可以服丹栀逍遥丸（又名加味逍遥丸），该方是在逍遥丸的基础上加入牡丹皮和栀子两味中药而成。因为牡丹皮和栀子都是清热凉血的中药，所以加味逍遥丸除具备逍遥丸调理月经的作用以外，还具有清肝热的作用。

三、郁证

郁证多由情志不舒、气机郁滞导致，多发生于青中年女性，表现为心情抑郁、胸脘痞闷、胁肋胀痛，或易怒欲哭，或咽中有异物感等。西医所称的抑郁症可以参照郁证辨证论治。其中疏肝理气解郁是基本的治疗原则。轻症患者可以服用逍遥丸或丹栀逍遥丸，较重者建议用中药汤剂辨证加减治疗，严重者则需要中西医结合、心理干预等予以综合施治。

四、慢性肝炎、肝硬化

慢性肝炎、肝硬化以及急性肝炎治愈后遗留肝区痛等属于肝郁血虚脾弱者，也可以服用逍遥丸。

五、治未病

平时每当受气、生气、恼怒等导致心情郁闷、胁肋胀痛，或平素易生气者，或工作压力过大导致神经紧张、食欲不振者，都可以服用逍遥丸以疏肝解郁，防肝气郁结过久，变生他病。

◎ 甘麦大枣汤，专抚妇脏躁

"王医生，吃了您开的7帖药，我的心情好多了，今天再来复诊一下。"

我一看，原来是上周来的患者吕某。记得初诊时，我一边为她搭脉，一边听她哭诉：不知道为什么，总是莫名其妙地想哭，心情总是高兴不起来，心烦失眠，已经半个多月了。我一问年龄，53岁，正值围绝经期。

其实围绝经期有类似症状的女性患者并不少见，而我每遇到这种情况开处方时，一定少不了甘麦大枣汤。对于这位患者，就是开处了甘麦大枣汤合柴胡加龙骨牡蛎汤加减，7帖药后症状明显改善。

甘麦大枣汤由甘草、小麦、大枣组成，粗一看，差不多就是一个食疗方，听上去还有甘甜的感觉，却不知此方是出自医圣张仲景的经方。《金匮要略·妇人杂病脉证并治篇》记载："妇人脏躁，喜悲伤欲哭，象如神灵所作，数欠伸，甘麦大枣汤主之。"

证名为"妇人脏躁"，真是形象生动地描述了女性经前期或围绝经期，会莫名悲伤或无来由地烦躁发火。分析其病机，是情志抑郁或思虑过度，肝郁化火伤阴，致内脏阴液不足而引发。症见精神恍惚，常悲伤欲哭，不能自主，心中烦乱，睡眠不安，甚则言行失常，呵欠频作，舌淡红苔少，脉细微数。因此，该病发作常常没有任何原因，犹如神灵所为。其实，类似症状在临床上非常多见，不只是女性，不只是围绝经期患者，男性患者也不少见，只不过表现形式各异或程度不同而已。

有学者把甘麦大枣汤的适用症状做了归纳梳理：

（1）言行失常，或无故悲伤，或喜怒不节者。

（2）心烦不得眠，或恍惚多梦，或坐卧不安，或身如蚁走样者。

（3）多汗、口干、不思饮食、大便秘结常数日不解者。

（4）怕一切声光，怕与人交谈，喜独居暗室者。

（5）左腹直肌挛急，或右胁下脐旁拘急，有结块者。

笔者在临床对于患癔病、抑郁症、围绝经期综合征、神经衰弱等病有以上症状者，就会运用甘麦大枣汤加减。方中小麦为君药，养心阴，益心气，安心神，除烦热；甘草补益心气，和中缓急，为臣药；大枣甘平，质润，益气和中，润燥缓急，为佐使药。甘麦大枣汤养心安神、和中缓急，是一个不错的安神剂，至今在中医临床仍广泛应用于神经、精神、心理方面的疾病。我父亲年老体衰，形体消瘦，气阴两虚，经常多思多虑、心烦少寐、燥热汗出。每于症状严重时，他自己会煎几服甘麦大枣汤服用，很快症状就得以缓解。

淮小麦是主产于江淮地区的成熟小麦果实，甘，平，入心、脾、肾经。《黄帝内经》有"心病者，宜食麦"之说。这里的心病，并不是西医指的心脏病，而是我们常说的"心病还需心药医"的心病，是与心理、情绪有关的疾病。淮小麦能益气养阴敛汗、养心安神。小麦干粉外撒或炒黄研末水调外敷，还可以治疗外伤出血、烧伤烫伤、痈肿等。一般内服用量每天15～60g，水煎服。淮小麦也是百姓家中寻常食物，看似平凡，却是一味非常受欢迎的中药，也是一味使用频率非常高的中药。

还有一种药用小麦是未成熟的小麦果实，会浮在水面上，所以称"浮小麦"。淮小麦与浮小麦来源相同，但作用有所区别。浮小麦主要用于除虚热、止汗，主治阴虚发热、盗汗、自汗等症，可单用炒焦研末，米汤调服。治自汗者，可与黄芪、煅牡蛎、麻黄根等同用，如牡蛎散；治盗汗者，可与五味子、麦冬、地骨皮等配伍，以养阴敛汗。

大家都知道，不仅有小麦还有大麦，两者都可以食用，也都可以药用。中药麦芽一般是用大麦的成熟果实经发芽干燥而成，甘咸，凉，入脾、胃二经。煎汤内服，生麦芽功偏消食健胃，炒用多用于回乳消胀。小儿乳食不化的吐乳，单用麦芽煎汤喂服有效。

现在比较流行的大麦茶，是将大麦炒制后再经过沸煮而得，有一股浓浓的麦香。饮大麦茶能开胃，助消化，还有减肥的作用。有许多肠胃功能不好的人问我，平时饮什么茶比较好，我常推荐大麦茶。

◎ 解忧梅核气，半夏厚朴汤

有一天，门诊接诊了一位张姓女士，30岁有余，患者自诉喉咙里感觉有东西堵塞近半年，既咽不下，又吐不出。外院喉镜检查未发现肿块或异物，张女士为此忧虑重重，怀疑得了什么不治之症，于是她来找我。询问病因得知，她是因为孩子教育问题与家人矛盾多，加之工作压力大，常常焦虑，渐渐出现上述症状。同时，患者还伴有胸中郁闷，时有嗳气，舌红苔白腻，脉细弦，经辨证诊为"梅核气"，以半夏厚朴汤合逍遥散加减治疗，加以心理疏导。服药7帖后，张女士感觉咽喉部堵塞感减轻一半，继续中药调治1个月，症状消除。

隋代巢元方所著的《诸病源候论》已有"梅核气"的记载，病症犹如梅核堵塞咽喉，故称之为"梅核气"。《万病回春》称："梅核为病，大抵因七情之气郁结而成。或因饮食之时，触犯恼怒，遂成此症。唯妇人女子患此最多。"可见梅核气一症古已有之。梅核气的发生多与情绪有关，由情志所伤，肝气郁结，郁而痰结，气交阻，结于咽喉而成，属于中医郁证的范畴。本病症状虽不严重，但多数患者病程较长，思想包袱较重，常因缠绵难愈而怀疑自己是否得了肿瘤之类的重病。

从西医角度来看，梅核气类似于咽部异常感觉综合征，其出现与咽喉神经官能症、慢性咽喉炎及反流性食管炎等相关，还有人认为与颈椎病、心脏病也有一定的关系。与胃食管反流病相关者，临床上除了表现出咽喉有物阻塞感外，可伴有烧心、反酸、上腹胀、胸痛等症状，喉镜检查部分患者可见喉内有黏稠黏液附着、弥漫性喉水肿、声带水肿等。

情志不畅，肝郁乘脾，脾运不健，生湿聚痰，痰气互结于咽喉则致梅核之证。气不行则郁不解，痰不化则结难散。半夏厚朴汤（由半夏、厚朴、茯苓、生姜、苏叶等组成）全方行气散结，燥湿降逆，使郁气得疏，痰涎得化，则痰气郁结之梅核气自除。

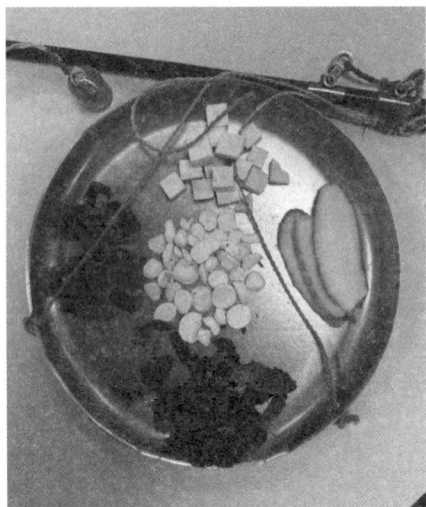

半夏厚朴汤

在临床上，梅核气患者的病因和症状不尽相同，所以并不是所有的梅核气都适合用半夏厚朴汤，该方只适用于痰气郁结为主者，具体应用时仍需临床医师辨证施治。如肝郁气滞明显者，可加用柴胡、香附、佛手、合欢花等疏肝理气；慢性咽喉炎者，可加用桔梗、木蝴蝶、金银花、薄荷等清热化痰利咽；反流性食管炎者，可加用海螵蛸、瓦楞子、旋覆花等制酸降逆。

俗话说：心病还需心药医！中医历来重视七情内伤这个致病因素，更何况梅核气的起因很大程度上与情绪有关。所以施治时，患者首先要消除各种顾虑，排除不良情绪如焦虑、恼怒、怨恨等，患者心情舒畅，治疗时则能事半功倍。

此外，还要注意以下事项：

（1）不是所有咽喉部堵塞感者都属于梅核气之证，如声带结节、鼻咽癌、喉癌、食管癌等也会出现类似表现，所以临床上要注意排除这些疾病，以免贻误治疗。

（2）在治疗的同时，患者饮食忌辛辣、油炸、烧烤、冰冷等刺激食物。

（3）多到户外空气清新之地，做深呼吸、扩胸运动，舒畅人体气机。

（4）平时多按摩天突穴，可以理气化痰。

◎ 经方小柴胡，调转少阳枢

同事陈某某在微信朋友圈说：宣告已与感冒分手。

我心里一阵小激动。

昨天下午，她来医馆找我，说自己也不幸中招，患了流感，高热寒战、咽喉疼痛、咳嗽少痰、全身无力已经3天，遵医嘱服用西药但未见成效。实在熬不下去，遂挣扎着从床上爬起来，找我开个方子试试。

陈某某是我院门诊护士，她这次流感很可能是在工作中感染导致。我当即诊脉开方，除用了清肺化痰止咳等治疗风热感冒的药外，针对寒战高热，还加了柴胡、黄芩两味药。

见效如此之快，也是超出了我的预期，再次印证了经方的疗效之确切。

小柴胡汤出自《伤寒论》。此书是东汉末年医学大家张仲景所著。小柴胡汤为治少阳病之主方。少阳介于太阳和阳明之间。少阳为枢，主开合，既是病邪由表及里，病情转变的一道门户，也是病变由重转轻出入的枢纽。故枢机功能是否畅利，关系到疾病的预后。小柴胡汤的功效主要是和解少阳、和胃降逆、扶正祛邪。

目前小柴胡汤已被广泛运用于治疗各种发热性疾病、肝胆疾病、消化系统疾病、心血管疾病、肾病、呼吸系统疾病、神经系统疾病，以及妇科、儿科、男科、五官科疾病，还被研究用于治疗艾滋病、肿瘤等。

笔者受父亲影响，从学医之初就对《伤寒论》偏爱

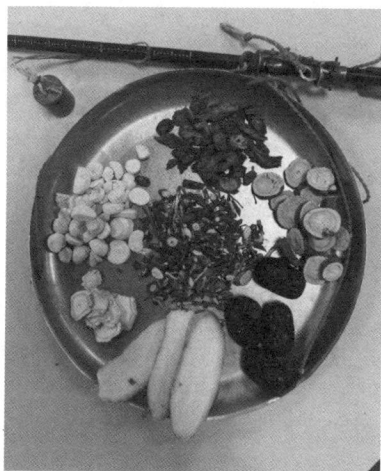

小柴胡汤

有加。临证 40 余年来，对经方应用心得颇多，尤其是从 1990 年开始从事肝胆疾病的治疗研究，临床疗效常得益于小柴胡汤。可以说，几乎每一个门诊日都会用到小柴胡汤。

曾记得数年前，一个在我院住院的小伙子，不明原因高热半月余，多次检查仍不能确诊，屡治无效。其母非常着急，未经住院医生同意，竟自作主张拉了儿子跑到门诊来找我。一开始我并不知晓，以为是门诊患者，等开好处方后，其母才说了实话。我想中西医虽有隔阂，但目标一致，都是解除患者疾苦。既然已经开了药，作为辅助治疗也无妨。3 天后，其母告知热度已退，主动要求出院。出院诊断还是"原因不明性发热"。

后来小伙子还来找我调理身体，并特意说上次热退后就未再复发。我记得当时处方中用了小柴胡汤中的柴胡、黄芩、半夏、甘草等药，而且柴胡、黄芩的用量较大。

关于小柴胡汤的剂型，如今除了汤剂外，还有颗粒剂、片剂、丸剂等成药。成药虽然不能加减应用，但可以随时使用，十分方便。

笔者对中成药小柴胡颗粒的应用体会如下：

（1）善治感冒，适应范围广。体虚之人和老年人感受风寒之感冒发热，因其体本虚，皆不任发汗，故可用小柴胡颗粒治之。当然，可根据需要与其他中成药配伍使用，也可配合西药治疗。

（2）可治疗各种因素引发的发热以及原因不明的发热。

（3）对于急慢性肝炎、肝功能异常者，小柴胡颗粒与垂盆草冲剂一起服用，可以清肝解毒，降低转氨酶水平。

（4）因胆囊炎、胆石症、尿路感染等出现寒热、右上腹胀痛、尿痛等症者，小柴胡颗粒与复方金钱草冲剂同服，可以清热利湿、消炎利胆。

当然，中医的基本原则是辨证论治，也要防止"仙方"滥用的现象发生。

关于小柴胡汤的应用要注意两点：

（1）本方有伤阴之嫌，凡阴虚内热者忌用。

（2）要"中病即止"，不能因为小柴胡汤疗效不凡，就长期服用。久服可能伤阴，临床也有长期服用出现肝损伤的报道。

◎ 温和玉屏风，扶祛治未病

春季乍暖还寒，又是百花盛开的季节，连续几个小学生在父母的陪同下来我院就诊。他们症状相似，都是阵发性喷嚏、清水样鼻涕、鼻塞和鼻痒。他们来我处就诊是因为一位同学的家长在微信群里介绍自己孩子的过敏性鼻炎经我治疗后痊愈了。后来，这几名小学生在我的调治下，也都基本康复，而我的治疗方法是以玉屏风散为主，再加白芷、辛夷、苍耳子等散风寒、通鼻窍类药物。

过敏性鼻炎又称变应性鼻炎，是指特异的个体接触过敏原后发生过敏反应，是一种由基因与环境相互作用而诱发的多因素疾病。基因或遗传因素是指患者属于变应性或过敏性体质。环境因素是指患者吸入尘螨、花粉、动物皮屑及其分泌物和真菌等过敏原。

过敏性鼻炎的诊断相对容易，阵发性喷嚏、清水样涕、鼻塞、鼻痒等临床症状出现 2 项以上（含 2 项），症状每天持续或累计在 1 小时以上即可确诊。但要找出其过敏原就相当不易了。

过敏性鼻炎的西医治疗，目前主要采用抗过敏、激素或免疫疗法，但由于激素的副作用和免疫疗法疗程过长，患者难以坚持治疗，治治停停导致病症缠绵不去。过敏性鼻炎属中医鼻鼽（qiú）的范畴。鼽者，鼻子堵塞不通也。主要病机是肺气虚弱、腠理疏松、卫表不固而外感风寒之邪，导致肺气不宣、鼻窍不利。

玉屏风散出自《世医得效方》。玉屏风散由黄芪、防风、白术 3 味药组成，具有益气固表止汗之功效，主治表虚自汗证，症见汗出恶风，面色㿠白，舌淡苔薄白，脉浮虚等。

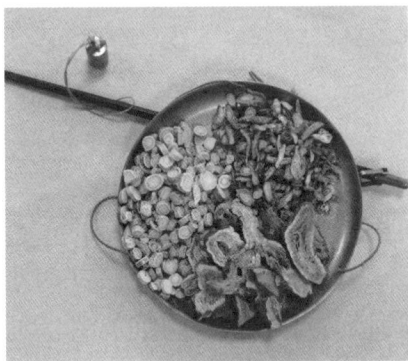

玉屏风散

屏风，中国传统建筑物内部挡风用的一种家具，所谓"屏其风也"。清代伤寒学家柯韵伯非常推崇"玉屏风"，注解说："夫以防风之善驱风，得黄芪以固表，则外有所卫，得白术以固里，则内有所据。风邪去而不复来，此欲散风邪者，当倚如屏，珍如玉也，故名玉屏风"。

《黄帝内经》谓："正气存内，邪不可干。"这句话的意思是人体的正气充足了，就具有抵抗力，外邪以及病毒等就不能够侵犯人体了。本方中黄芪益气固表、大补肺气，白术健脾，防风祛风。黄芪得防风则祛邪而外无所扰；黄芪得白术则补脾而内存所据，犹如在人体表面形成一道屏障，邪自去，表自固。故在外邪侵袭前，得玉屏风散益气固表，自能御邪于外，亦即中医的扶正祛邪之法。

现代药理学研究证明，本方具有免疫增强作用、抗变态反应作用以及有较好的增强体力、对抗疲劳等作用。因此，对于平时经常感冒或过敏性鼻炎经常发作的学生，我常常推荐玉屏风成药，效果都很不错。

其实，玉屏风的应用范围远非过敏性鼻炎一病，凡是表气虚、卫表不固引起的疾病都可应用。

下面介绍玉屏风中成药的临床应用：

（1）预防感冒、呼吸道反复感染、哮喘、气虚感冒者。

（2）经常出虚汗、夜间盗汗属于气虚者。

（3）过敏性鼻炎。

根据笔者临床体会，本方更适合"未病先防"。比如预防感冒、慢性支气管炎、上呼吸道感染、过敏性鼻炎、慢性荨麻疹等的发作，当然需要较长时间服用，可以服1～3个月，而根据需要，甚至可以服更长时间。

目前玉屏风成药的剂型有颗粒剂、口服液、胶囊等。服用方法参考说明书。

值得注意的是：本方属于性温之品，平素内火旺、阴虚内热之人以及疾病急性发作、炎症明显者忌服。

夏日炎炎似火烧，
清心消暑有妙招

　　中医理论认为，生气通天，天人相应，"春生夏长，秋收冬藏"，人亦如此。历代传承下来的养生之术，可归纳出三条基本原则：顺四时而适寒暑，和喜怒而安居处，节阴阳而调刚柔。

　　从立夏开始，历经小满、芒种、夏至、小暑，到大暑结束，是谓夏季。其实，先贤早在《黄帝内经·素问·四气调神大论》中已说得分明："夏三月，此谓蕃秀，天地气交，万物华实，夜卧早起，无厌于日，使志无怒，使华英成秀，使气得泄，若所爱在外，此夏气之应，养长之道也。逆之则伤心，秋为痎疟，奉收者少，冬至重病。"意思是说：夏季的三个月，谓之蕃秀，是自然界万物繁茂秀美的时令。此时，天气下降，地气上腾，天地之气相交，植物开花结实，长势旺盛。人们应该在夜晚睡眠，早早起身，不要厌恶长日，情志应保持愉快，切勿发怒，要使精神之英华适应夏气以成其秀美，使气机宣畅，通泄自如，精神向外，对外界事物有浓厚的兴趣。这是适应夏季的气候，保护长养之气的方法。如果违逆了夏长之气，就会损伤心脏，使提供给秋收之气的条件不足，到秋天容易发生痎疟，冬天再次发生疾病。

◎ 夏炎须养心，防暑不贪凉

夏季赤日炎炎，阳气最盛，酷暑难耐。厌夏之人并不在少数，笔者即是其中之一。春季虽短暂，舒适的饮食起居却让人难舍，在夏季则明显会受到影响。虽说现在有空调冷气，但毕竟不是自然之物，用之不当还会导致许多新的疾病。总之，夏季还未真的降临，心已经开始烦躁不安。

那么夏季该如何养生呢？

一、心神调养

夏在五行中属火，夏气通于心，故心火偏旺。炎炎夏日，人们很容易着急上火，如开车族的"路怒"也特别多。夏季炎热，嵇康《养生论》说："更宜调息静心，常如冰雪在心，炎热亦于吾心少减，不可以热为热，更生热矣。"此论与民间常说"心静自然凉"的夏季养生寓意相通。所以，在夏季要尽量做到心平气和、精神愉快，不以热为热，避免身热心热相煎，如此方能心神得养，安然度夏。

二、饮食调节

夏季炎热，人们常常用"冷"的方法来抵御"热"。适当喝绿豆汤、吃冷饮瓜果等，降降火、解解暑也是可以的，但若过于贪凉，很容易损伤人体的阳气和脾胃功能。

其实，天热时，人体的气血趋向于体表，加之多喝水冲淡了胃液，胃液的杀菌能力降低，所以，天气越热，人的消化功能越弱，这时的饮食应该清淡爽口少油腻，适当吃点酸味或辛香的食物，可以改善食欲。此外，夏季是细菌病毒繁殖旺盛的季节，食物极易腐败变质，因此，夏季正是胃肠道疾病高发时节，特别要注意饮食卫生！隔餐饭菜如要吃，则一定要重新加热以杀菌消毒，隔夜饭菜更不必多说，务必谨防"病从口入"。总之，夏季选用食物总的原则是：多辛温、少苦寒、节冷饮、防变质。

"冬吃萝卜夏吃姜"，为什么夏天提倡吃姜？就是因为夏天人们常贪图一时之凉，喜欢吃寒凉、清火的食物，晚上睡觉的时候又开空调、吹风扇，特别容易受寒，导致鼻塞、流涕、咳嗽等感冒症状或食欲不振、胃痛吐泻等胃寒症状。而生姜有发汗解表、温中止呕、温肺止咳的作用，一方面可祛除风寒之邪，解除鼻塞、流涕、咳嗽等感冒症状；另一方面，又可温胃祛寒。中医认为，夏天阳气在表，阴气在里，吃姜可以暖胃、驱在里之寒气。

另外，夏季的饮水也有讲究，随着汗液的外泄，人体在水分丢失的同时，也会丢失盐分，所以在补水的同时要适当补盐。

喝水时也不能"牛饮"，而且，尽量喝常温水，不要喝冰水。

三、起居调摄

（1）夏季要夜卧早起，适当接受阳光照射，以升发阳气，但要避开太阳直射，中午尽量安排午休，保证充足的睡眠时间。

（2）合理使用空调。现在人们已离不开空调，但若使用不当，很容易得"空调病"、面部神经痛、下肢酸痛抽筋、头痛腰痛、乏力、感冒和一些胃肠疾病，甚至诱发心血管疾病等。特别是夜间受凉时间过长，肩周炎、颈椎病等也会在"秋后算账"。

夏季如何合理使用空调呢？空调制冷温度一般控制在室内外的温差5℃以内；或者室内温度不低于25℃。同时，如果在空调房中需要待较长时间，则还要注意室内通风，适当活动肢体以改善血液循环。从空调房中外出，最好先在室外阴凉地活动片刻，让身体逐渐适应温度。大汗淋漓、毛孔大开时，从户外进入空调房后，千万不要冷风直吹以避免寒邪直中体内。

（3）慎洗冷水澡。有些人在太阳底下行走、劳作，为了快速降温，一回家就马上冲凉水澡。不少人在冲澡后会出现头痛、全身无力，甚至腹痛吐泻等症状。笔者在年轻时，就曾吃过这个苦头：那个时候家中没有淋浴房，夏天旅行回来后在父母单位的浴室冲澡（没有热水），刚冲了一半就腹痛难忍，急忙忙跑回家后竟吐泻不止，亏得父亲予以针灸、推拿，服用藿香正气丸等综合措施，折腾半天总算平息。这是因为人体为了散热而大量出汗时，毛细血管处于扩张状态，此时遇凉水一冲，"寒主收引"，毛细血管急剧收缩，不但不利于体热外散反而容易中暑，肠道也可能因一时缺血而发生痉挛，导致腹痛吐泻。故心血管疾病患者更要注意高温天气不能冲凉水澡、用冷水洗头，以免血管收缩、血压急剧上升，而应洗温水澡，更有利于散热。

（4）皮肤注意防晒、补水。高温天外出，要注意保护皮肤，遮阳伞、遮阳帽、防晒霜是必备之物。万一晒伤，可以做些蔬菜水果面膜，帮助皮肤修复。如把丝瓜、青瓜切片，贴敷在皮肤上以清凉补水。

四、运动调节

夏天运动锻炼，最好在清晨或傍晚较凉爽时进行，避开烈日。锻炼地点尽量选择在公园、河湖水边、庭院空气清新处，以散步、慢跑、太极拳、广播操等运动量适中的运动方式为好，不宜过分剧烈运动。因为夏季暑热，本已出汗较多，若剧烈运动，可致大汗淋漓，汗泄太多，不仅伤阴，也伤损阳气。若出汗过多时，可适当饮用盐开水或绿豆盐汤，切不可饮用大量凉水来解渴。

五、预防中暑

中暑是指在高温的环境中，如气温比较高，或湿度比较大，通风比较差的室外或室内，由人体的体温调节中枢功能障碍，汗腺功能衰竭，以及过多的水分和电解质丢失，导致的急性热损伤疾病。轻度中暑可以表现为头晕、头疼、汗出、口渴，有的出现四肢酸楚无力，有的表现为注意力不集中，动作不协调；严重的中暑可能会出现脉搏细数、血压下降，甚至出现高热、昏迷、休克或多器官衰竭。

中暑属于中医"暑温"范畴，中医又称为伤暑、发痧等。

伤暑有阴、阳之分。"动而得之者为阳暑"，患者多在烈日下劳作，或长途行走，或因在高温、通风不良、湿度较高的环境下长时间劳作所引发。这种中暑往往病情重而危急，应及时去医院救治。而"阴暑"是因过于避热贪凉、过食生冷等引起，症见身热头痛、无汗恶寒、关节酸痛、腹痛腹泻等，即所谓"静而得之者为阴暑"。特别是老年人、儿童、孕产妇、体弱者及慢性病患者，容易诱发此症。

发痧通常是指夏季感受暑湿秽浊之气，而突然出现头晕头痛、烦躁呕恶、胸脘痞闷，甚则神昏耳聋等。宁波人常称作"发痧气"。

发痧气了，除了喝中药、吃中成药，最常用的治疗方法就是刮痧了。还记得我年少时，夏日不慎中暑，奶奶就会用沾了水的陶瓷调羹给我刮痧，就顺着后脑颈部两侧的两条大筋，顺势往下刮，只需刮数下，就会出现紫红甚至黑红的痧斑，这就是出痧了。出痧后，人顿觉神清气爽，胸闷胃胀的感觉也消失了。如若没有调羹，宁波人还掌握一门揪痧的绝技，在印堂穴或是大椎穴，狠狠地揪上几下，待痧斑一出，人也就舒爽了。以上这些都是些居家的小妙招，如果手里正好有一把刮痧板，那就可以操作起来了。通常来说，我们可以选择项三带。从后发际项正中线至第三胸椎棘突下（身柱穴）为第一带；第二带起于风池穴，经肩上（肩井穴）至肩髃穴；第三带同第二带（对侧）。一般先刮第一带，再按序到第二带、第三带，操作时患者以坐位或俯卧位为宜，用刮痧板按同一方向自上而下匀力刮痧，不可来回推刮，至出痧即可。三带刮痧，不仅可以治疗中暑，亦可以改善头部血液供应，预防大脑、头面五官及上肢部的疾病，因此平日也可轻轻刮痧，用于防病保健。对于中暑的刮痧，还可配上肘窝及腘窝两处，效果更佳。刮痧结束后，可多饮温开水，切记3小时内不可洗澡，不能被空调及电扇直吹。

为了防止中暑，在高温季节要尽量避免在高温环境下作业。若需要在高温环境下工作，则工作时间不宜过长，要多通风，多饮用含钾、钠、钙、镁的饮品。同时可以用藿香正气水等药物进行预防。衣着要宽松舒适，宜穿浅色衣服。对于高危人群一定要重点保护，注意防暑降温。慢性病患者，如糖尿病、肾衰竭、脏器功能不全、慢性阻塞性肺疾病患者，以及产褥期妇女等，都是容易中暑的高危人群，需要加强室内通风，改善生活环境。一旦出现中暑情况，应迅速撤离引起中暑的高温环境，选择阴凉通风的地方休息，并多饮用一些含盐的清凉饮料；还可以在额部、颞部涂抹清凉油、风油精等，或服用人丹、十滴水、藿香正气水等中成药，症状严重者务必马上送医院救治！

◎ 疰夏常倦乏，度夏靠调养

每到夏日，气温稍高，在门诊常会听到有人哀叹：王医生，我怎么莫名其妙地浑身没劲？美食当前也没有食欲，只想喝水不想吃饭，头总是晕乎乎的，晚上睡不着早上睡不醒，也去医院做过检查，花好多钱却什么都查不出来，我是不是得了什么严重的疾病啊？

这种情况，有些可能是有其他疾病，而有相当一部分是因为"疰（zhù）夏"。有些老宁波人来看病就会问："我是不是疰夏了？"

一、疰夏

疰有灌注和久住之意，多用于中医术语。疰夏是夏季特有的时行热性病，又名夏季热、注夏、苦夏。

中医认为，疰夏是体虚者在夏季遭受暑湿之气外侵，困阻脾胃，或暑热耗伤正气，脾失健运所致。患者以倦怠嗜卧、低热、纳差为主要表现。多发于体质虚弱的人，特别是老年人和儿童。

女性发病人数大大高于男性，年轻女性发病比例也不小。

症见乏力倦怠、眩晕心烦、恶心胸闷、四肢无力、精神萎靡、失眠多梦、多汗纳呆、低热不退等。

二、中医治疗疰夏

疰夏患者主诉症状明显而检测指标无异常。西医称疰夏为亚健康状态，中医则认为它是一种病症。治疗上，根据临床表现不同，还需分为几种不同的类型来辨证论治。如属暑伤津气及气阴两虚证，则以清暑益气、益胃生津法治疗，常用王氏清暑益气汤（西洋参、石斛、麦冬、黄连、淡竹叶、知母、西瓜翠衣、荷梗、粳米）加减；属脾气亏虚证，则以补脾益气法治疗，常用补中益气汤（黄芪、党参、白术、当归、山药、柴胡、升麻、陈皮、甘草）加减；属暑湿困脾证，则以清暑化湿法治疗，常用藿朴夏苓汤（藿香、川朴、姜半夏、赤苓、杏仁、生苡仁、白蔻仁、猪苓、淡香豉、泽泻、通草）合六一散（滑石、甘草）加减等。当然，这些方剂的应用还需要在中医师的指导下进行，以免辨证不当贻误病情。

疰夏严重者需结合西医静脉给药、退热补液等治疗。

三、疰夏与中暑不同

疰夏与中暑不同，疰夏主要源于天气的暑热和体质的虚弱，而中暑是由较长时间日光暴晒，体内散热失常而引起。但是，疰夏若症状加重，可演变成中暑。

四、预防疰夏

（1）保证充足的睡眠，中午应适当午睡。

（2）尽量避免去高温场所。

（3）健脾利湿，饮食以清淡、清补为主。可食用木耳、番茄、黄瓜、藕、豆腐、薏苡仁、冬瓜、绿豆、胡萝卜、茄子、鸭肉、鲫鱼、鹌鹑肉等。

（4）天气炎热时，可以食用绿豆汤、荷叶泡茶饮、食凉拌西瓜皮等祛暑。

（5）对于疰夏轻症者，可以在家煮荷叶冬瓜汤。具体来说，可以将鲜荷叶1张、冬瓜皮50g、西瓜皮50g，煎汤代茶饮用。

（6）每年夏天都会疰夏的人，可在立夏之前，用益气健脾养阴的中药调补，如党参、太子参、五味子、麦冬、当归、陈皮、甘草、神曲等，能有效预防疰夏。

◎ 天热自流汗，多汗须辨证

汗是人皮肤内腺体分泌的一种液体。汗液中 99% 是水，其余 1% 是矿物质、氨基酸、脂肪酸、乳酸、尿酸、尿素等，都是人体的代谢产物。出汗是人体的生理现象，也是一种驱邪的方式。不出汗或出汗太多，都是不正常的。正常人在生理情况下，如运动、炎热季节、高温环境以及进食辛辣食物等，都是会出汗的；另外，情绪波动时也会出汗，如"汗颜"一词，说的就是因羞惭而出汗。

由于个体存在差异，所以有的人容易出汗、有的人出汗很少，若汗出后无明显不适，都属正常。常有家长咨询，家中小孩睡眠时汗出较多，是否需要服药？小儿为纯阳之体，阳气旺盛易出汗，只要汗出不是太多、白天也没出现什么异常，不必服药。

人体出汗可分为不显汗和有效汗。当气温较低（20℃以下），而人处于静止状态时，通过呼吸、皮肤孔隙扩散，从体内排出汗液，散发热量，这种汗出人感觉不出来，故称不显汗。当气温升到 25～30℃时，人体通过辐射、对流，每小时散发

174 ~ 348kcal（1kcal = 4.184kJ）的热量，但仍低于体内产生并需要散发的热量，这时人体就要通过遍布全身的汗腺排出汗液，以蒸发的形式散热。这种汗呈液体状态，人可以感觉出来，故称有效汗。所以出汗是为了调节体温，使体温保持在一个相对稳定水平，使人处于较舒适的状态，从而保持充沛精力和健康的体魄。若发生着凉感冒，皮肤孔隙和体表汗腺因受寒而禁闭，则不能以出汗方式散发体内热量，导致体温升高。

中医认为，"汗为心液"，故汗出过多，或不该出汗时出汗，会伤精耗气，属于病态，中医称之为汗证。根据临床的不同表现，汗证可以分为自汗、盗汗、脱汗、战汗、黄汗等。

脱汗，一般见于大病重病中，大汗不止或汗出如油。出现脱汗，往往意味着病情已处于危重状态。

战汗，见于急性热病中寒战而后汗出者，多见于身体抵抗力强而感邪较重，正邪相搏剧烈而见战汗。

黄汗，是肝胆湿热引起的汗出发黄而染衣。

这三种汗证的治疗往往是以治疗原发病为主。

本文重点介绍临床最常见的自汗和盗汗。

自汗，是指时时汗出，动则尤甚，多见于表虚气虚、肺气不足者，这类人汗出怕风畏寒、容易感冒。有些青春期手足特别多汗的人，也属于"自汗"范畴，但若非自汗过多，则并无大碍。治疗自汗一般以益气固表为主，轻者可以口服玉屏风口服液或胶囊、颗粒剂，或取黄芪15 ~ 30g，大枣7 ~ 10枚，加水煮汤食，每日1剂。严重者需请中医医生辨证施治。有一种因热病引起的自汗，汗出如蒸、口渴喜冷饮、面赤烦躁者，治疗非上述所宜，而应请中医师辨证施治，清泄里热。

盗汗，是指睡中汗出、醒来即止者。非所取而取之，谓之盗。汗出而人不自知故谓盗汗。宁波人一般讲的"出冷汗"，通常指的就是盗汗。所以"出冷汗"不是指汗出来是冷的还是热的，鉴别要点是醒着出汗还是睡着出汗。

盗汗的患者，有的一入睡就出现盗汗，有的则睡至半夜才出。常有患者这样描述：刚闭上眼睛一会儿就出汗，而当一睁开眼睛汗马上就止住了。夜间盗汗虽有生理性的原因，偶尔盗汗一次，问题不大。但更多的是病理性因素，表现为持续盗汗，应当引起注意。

中医认为盗汗的原因主要有心血不足和阴虚火旺，可以采用以下方法治疗。

心血不足之人，除了盗汗，还会出现心悸少寐、气短神疲、面无光泽等症状。治疗以补养心血为主，加以敛汗。可以服用归脾丸或用归脾汤加减。

阴虚火旺之人盗汗，症见潮热盗汗、心烦少寐、五心烦热、形体消瘦、女子月经不调、男子梦遗等，治疗以滋阴降火为主。可服用知柏地黄丸等，汤剂可用当归六黄汤加减。

对于轻症盗汗，亦可使用食疗方：黑豆30g，桂圆肉10g，大枣30g，浮小麦30g，煮汤食。

　　不管是自汗还是盗汗，西医统称为"多汗症"。多汗症的病因一般可分为器质性疾病和功能性失调两种。前者主要见于内分泌失调和系统性疾病，如糖尿病、甲状腺功能亢进、高血压、垂体功能亢进、充血性心衰；神经系统疾病，如脑震荡、偏瘫；肿瘤，如转移性肿瘤、类癌；感染性疾病，如疟疾、结核、波浪热等。功能性多汗症一般以精神性出汗较多，情绪高度波动如精神紧张、激动、恐惧、焦虑、痛苦、愤怒等均可引起。精神损伤、情绪冲动使神经冲动增加，乙酰胆碱分泌量增多而产生多汗；汗腺神经紧张性增加，交感神经失调而致多汗；月经期、围绝经期也可出现多汗症。多汗症还可发生在一些遗传综合征中。若是器质性疾病引起，治疗的重点是原发病，而不是单独止汗。对功能性失调引起的出汗，可采取心理治疗、镇静安定剂等，甚至手术切除局部活动过度的汗腺、交感神经等。当然，中医还是先辨自汗或盗汗，再行辨证论治。

◎ 上火乃表象，调治细端详

现代人"上火"的情形比较多：吃辛辣食物上火；熬夜上火；压力大还要上火；事情想不通更上火；发热刚刚退下去，满嘴起泡又上火。临床上上火的患者越来越多，市面上凉茶的销量也越来越大。

今天，我们就来了解一下什么是上火？上火都有哪些表现？上火了用什么办法对付？饮食方面要怎么注意才能尽量避免上火？

一、上火的含义

火的本义是物体燃烧所发的光、焰和热。"上火"为民间俗语。从中医理论解释，上火属热证范畴，是形容人体由某些因素导致阴阳失衡后出现了热性症状，如眼睛红肿、口角糜烂、尿黄、牙痛、咽喉痛、便秘等。类似于西医的诸多炎症。上火中的"上"字大致有三层含义：一是定语，指症状出现多在身体的上部头面；二是动词，也就是产生火的病变了；三是形容词，形容火的症状发出来了。

现代人饮食口味喜重，常用的葱、姜、蒜等都是温热之品，川菜、火锅里的配料如辣椒、花椒、桂皮、豆蔻、茴香等，更是大热之物，吃后上火，牙疼、长痤疮、便秘，几乎成了口欲满足后难免的代价！又如喜食甜品者，甜易生湿，湿易阻滞人体的气机，郁而化火，故"痘痘"成了甜食者的标志。

在干燥气候及连绵湿热天气时更易上火。江南的冬季天气干燥，加之人们开暖气、热空调，多食狗肉、羊肉等温补驱寒，可谓"火上加火"，所以上火的情况特别多见。

火邪既可以从外感受，也可以由内而生。一般来说内生的火热比外感火热更多见。如工作忙、生活压力大、经常熬夜、吃辛辣食物、多食甜品等，易导致火从内生。临床经常会碰到一些年轻人，脸上长满痘痘，好不容易治好了，却因吃一次火锅或川菜而复发。我经常跟他们开玩笑说：管不住嘴喝中药，还是管住嘴不吃中药，你要自己作出选择！

二、上火的分类表现

中医认为，火为阳邪，其性炎上。上火主要是形容身体内某些热性的症状，可以是一种自我感觉症状，也可以有外在的表现。

感受火邪的临床表现有轻有重，常见的重症如中暑，多处于环境闷热、温度过高，身体缺水时间过长所致，可出现发热，甚至昏迷，是一种典型的外感火热证。而我们通常所说的"上火"

一般比较轻，多属于中医热证的轻症，如不伴有全身热性症状的眼睛红肿、口角糜烂、尿黄、牙痛、咽喉痛等。

"火"还有"实火"和"虚火"之分，"实火"临床表现有面红目赤、口唇干裂、口苦燥渴、口舌糜烂、咽喉肿痛、牙龈出血、鼻衄出血、耳鸣耳聋、疖疮乍起、身热烦躁、尿黄便秘等。"虚火"多因内伤劳损所致，临床以阴虚火旺多见，其表现为口疮、牙龈虚浮疼痛、潮热盗汗、形体消瘦、口燥咽干、五心烦热、牙龈出血、耳鸣耳聋等。有些症状在实火、虚火中都可以出现，临床需要辨证。

不同脏腑的"上火"，也有不同的表现：心火，主要表现为反复口腔溃疡、舌痛、牙龈肿痛、口干、小便短赤、心烦易怒等；肺火，主要表现为咽喉红肿疼痛、咳痰黄稠或干咳、咯血、咽疼音哑、鼻疖、潮热盗汗等；胃火，以实火多见，多表现为牙龈肿痛、便秘、腹胀、口干口苦、舌苔黄腻等；脾胃伏火，临床表现如口舌生疮、唇疮、牙龈肿痛、咽干咽痛、小儿弄舌等；肝火，肝火旺的人容易出现脾气急躁易怒，另外还会出现目赤肿痛、口干舌燥、口苦、口臭、口疮、头痛、头晕、眼干、睡眠差等；肾火，以虚火多见，主要表现为头晕目眩、耳鸣耳聋、发脱齿摇、睡眠不安、五心烦热、形体消瘦等。

三、容易上火的食品

要说容易上火的食品可不少，水果如荔枝、橘子、菠萝、桂圆、榴莲、杧果等。最近我发现吃车厘子也上火。葱、姜、蒜、辣椒、胡椒、花椒、桂皮、茴香、羊肉、狗肉、熏炸食品都是热性的，容易引起上火。还有炒货，如瓜子、小核桃等。相信有很多人跟笔者一样，有吃多炒货舌头痛、发生溃疡的体会。

四、治疗上火

治疗上火的方法可以叫"去火"，也有叫"下火"，中医一般用清热泻火法。可服用中药，也可用针灸、放血、拔罐等疗法。笔者临床常用中药配合放血疗法，见效快捷。而上"虚火"的治疗，则宜标本兼治，如阴虚火旺者，宜用滋阴清火的方法治疗。

常用清火的中成药如牛黄解毒片、牛黄上清丸、黄连胶囊、清开灵、双黄连口服液、银翘解毒片、知柏地黄丸等，可根据需要选择使用。

五、家庭常用的下火中药和食物

黄瓜、绿豆、豆腐、荸荠、黄花菜、苦瓜、丝瓜、冬瓜、绿豆芽、蒿菜、莲藕、梨、白木耳、莲子心、藕粉、荠菜、玉米须、甲鱼、海带、紫菜、鱼腥草、马齿苋、马兰头、荠菜、菊花、金银花、黄连等。

六、生活调养

上火的患者一定要注意多饮水，可以适当地选择吃些凉性的食物，多吃富含维生素的蔬菜水果，少吃辛辣煎炸食品，少抽烟、喝酒。

生活中要注意劳逸结合，尽量避免熬夜。过度劳累，常会引发上火。如经常口腔溃疡的患者，都有这种体会，哪一天熬夜劳累了，溃疡就会发作。

上火和心理状态、情绪也有密不可分的关系。人们常说"着急上火"，所以保持乐观积极的生活态度，心平气和，也是很好的"灭火剂"。

很多人认为上火是小毛病，吃点药或者自我调节一下就可以了。实际上，上火症状较轻者，确实是可以通过自己调节而自愈。但对于一些特殊人群，如老年人或有基础疾病（如心血管疾病）患者来说，还是应该引起注意，及时就医，避免拖延引发重症。

◎ 黄连苦代表，内外皆良药

有一位 60 岁有余的女性患者，患慢性肾病多年，长期在笔者处服药治疗，病情一直比较稳定。因其体质较弱，平时每有磕磕碰碰，发生皮肤破损，就容易发炎溃烂，且总是缠绵日久，难以收口愈合。所以，常常身上带伤，又痛又痒，十分苦恼。前阵子出现牙龈肿痛，因肾脏不好不敢服用抗生素而来门诊。继续调理肾病的同时，另配了黄连素片口服。几天后复诊，满脸笑容，报喜说：服用黄连素 2 天后，不但牙痛好转，还发现皮肤上的几个难以愈合的糜烂创口明显缩小、疼痛减轻。听到黄连素片适合她的病症，我也为她感到高兴。考虑到黄连素是从中药黄连、黄柏或三颗针等药材中提取的小檗碱，既然黄连素有效，我就干脆在她处方中加上了 3g 黄连。几天后，牙痛消退，身上创口都结痂收口。创面全部平复后，她专程来表感谢，说亲戚朋友也称神奇，怎么这么多溃烂的地方一下子都好了。

黄连确实是个神奇之物。黄连的神奇，除了作为中药的疗效之外，它被用来作为一种味道的代表，俗语说"哑巴吃黄连，有苦说不出"，就说明黄连是"苦"的代名词。文学上也用黄连来描述某种生活的质量或状态，比如报道某地脱贫，就说"敢吃黄连苦，收获蜂蜜甜"。黄连有时还上升到哲学，用来证明一种哲理，"良药苦口利于病，忠言逆耳利于行"，"黄连救人无功，人参杀人无过"，说的是当外形和内容错位时，要选择"内容为王"。黄连的衍生功能还有许多，

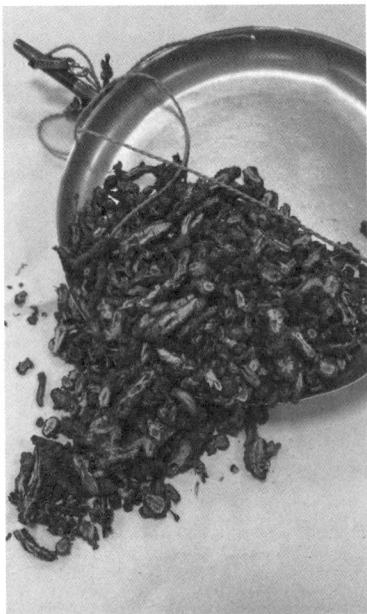

黄连

比如黄连还被用作幼儿行为的矫正工具，有的婴幼儿喜欢吮吸手指，家长就会悄悄地在他的手指上涂点黄连汁，孩子一吮，顿时苦得哇哇大哭，以后就再也不吮手指了。

环境塑造品格。黄连，野生或栽培于海拔 1000～1900m 的山谷凉湿荫蔽密林之中。苦寒之地注定了它性寒味苦的性格。《本草纲目》介绍黄连："泻肝火，去心窍恶血，止惊悸。"医圣张仲景爱用黄连，很多经方中都有黄连的身影，如黄连阿胶汤、葛根黄芩黄连汤、泻心汤、半夏泻心汤、乌梅丸等。

黄连，性寒味苦，归心、肝、胃、大肠经，有清热燥湿、

解毒泻火的功效。

（1）清热燥湿要药，以治疗肠胃湿热之泄泻、痢疾疗效最佳。

（2）清热泻火。泻心火、肝火、胃火，治疗心肝胃火旺引起的失眠、口舌生疮、目赤肿痛、牙疼、吐血、衄血等。

（3）清热解毒力很强，能解各种痈肿疔疮、无名肿毒之毒。

黄连不仅可以内服，还可以外用。凡痈肿、疔疮、烧伤、烫伤、痔疮等属热毒症者均可使用。如用黄连和冰片、硼酸、蒸馏水等配制成复方黄连溶液滴耳，治疗化脓性中耳炎；用黄连和蓖麻油配制成黄连油治疗婴儿湿疹等。

现代实验证明，黄连的抗菌能力颇强，体外试验表明黄连的抗菌谱十分广泛，临床上主要用于治疗消化系统感染，如急性胃肠炎、痢疾等，对胃幽门螺杆菌也有抑杀作用。不仅如此，经过诸多医者多年的临床应用研究发现，黄连还具有降糖、降脂、抗心律失常等作用。现代中医名家仝小林院士长期从事糖尿病及其并发症的临床、科研与教学工作，他就非常推崇用大剂量黄连治疗糖尿病。

在民间有"黄连清胎毒"的说法，老一辈人认为孕妇在分娩前需要清胎毒，否则宝宝出生后皮肤就容易长湿疹、热疮等。在西医看来，或许并没有所谓的胎毒一说。但是，如果孕妇体质过热或在妊娠期间食用过多的辛辣和煎炸等热性食物，确实很有可能会将热毒传给胎儿，而导致宝宝体质过热、易生湿疹、热疮等疾病。所以在产前适当吃点黄连水，也是一种解胎毒的方法；有些地方至今还流传着婴儿一出生，第一口就要喝黄连水解胎毒的习俗，不无道理。当然，这要因人而异，酌情使用。

但黄连苦寒，过服久服易伤脾胃，对于脾胃虚寒，体质虚弱者要慎用（笔者在临床为了减少黄连苦寒伤胃的弊端，常用炒黄连且用小剂量），需要时可配伍其他中药兼顾使用；黄连苦燥易伤津，故阴虚津伤者亦慎用。

◎ 西瓜称白虎，泻热能祛暑

记得小时候，在盛夏时节，每次吃西瓜时父亲总会说：西瓜是天然白虎汤。当时虽不明白"白虎汤"是何物，却明白了西瓜是好吃又能祛暑降温的好东西。等学了中医后方才明白，白虎汤乃医圣张仲景《伤寒论》中的经典名方，由石膏、知母、甘草、粳米组成，具有清热生津的作用。

中医认为，白虎为西方金神，对应着秋天凉爽干燥之气。以白虎命名，说明白虎汤解热作用迅速，如猛虎下山，也像秋季凉爽干燥的气息降临大地，一扫炎暑湿热之气。

西瓜有白虎汤之功。成书于清康熙三十四年的《本经逢原》早有记载：西瓜能引心包之热，从小肠、膀胱下泻，能解太阳、阳明中喝及热病大渴，故有天生白虎汤之称。民间也有谚语云：夏日吃西瓜，药物不用抓。说明暑夏最适宜吃西瓜，不但可解暑热，还可以补充水分，号称夏季瓜果之王。

一、西瓜里外都是宝

1.西瓜果肉（瓜瓤）

果肉味甘多汁，清爽解渴，含有蛋白质、葡萄糖、蔗糖、果糖、苹果酸、多种氨基酸、胡萝卜素、维生素A、维生素B、维生素C等。

中医认为，西瓜味甘，性寒，能清热解暑、解烦止渴、利尿，可用于治疗暑热烦渴、热盛津伤、小便淋痛。

2.西瓜皮

西瓜皮富含维生素C、维生素E，有清热、利尿、降血压之效。夏季凉拌西瓜皮，清爽可口，也是一道不错的美食。

3.西瓜翠衣

择青皮种西瓜，将瓜洗净，用刨刀将表皮青色含有蜡质的青皮层刨下，晒干，即为西瓜翠衣（或称西瓜青）。西瓜翠衣甘凉，能清暑解热、止渴、利小便。煎饮代茶，可治暑热烦渴、水肿、小便淋痛、口舌生疮、中暑和秋冬因气候干燥引起的咽喉干痛、烦咳不止等症。夏季有鲜品，可直接泡茶饮。

4.西瓜子

西瓜子含脂肪油、蛋白质、维生素B_2、淀粉、戊聚糖、丙酸、尿素、蔗糖等，能清热润肠，可作为消遣食品。

5.西瓜霜

西瓜霜是用未成熟的西瓜皮与皮硝加工制成的加工品。用其喷吹患处，能清热泻火，消肿止痛。用于肺胃火热上蒸引起的扁桃体炎、咽炎（咽喉红肿疼痛）、口舌生疮、牙龈红肿等。

二、吃西瓜的禁忌

自我调来宁波工作，遇到了数例口腔溃疡患者，说是因吃西瓜而上火。起初也是百思不得其解，明明是清凉之物，为何会上火？后经详细了解，此类患者多为平素脾胃功能不好、或易发口腔溃疡者，原已有上火迹象，打算以西瓜降火，每天吃西瓜数次，有时一次能吃上半个甚至一个西瓜，有的干脆当饭吃，从而导致了口腔溃疡、牙龈炎、舌炎、便秘等上火症状，于是就认为是西瓜惹得"火"。

那吃凉性的西瓜到底会不会上火呢？

（1）西瓜甘甜，甘能生湿，多食甘寒之味又会损伤脾胃的运化功能，导致湿浊内生，湿郁容易化火。

（2）西瓜含糖较多，具有高渗性，过食容易损伤口腔黏膜，造成口腔溃疡。什么是高渗性呢？把一块新鲜的萝卜放在浓盐水里，时间一长，萝卜就蔫了。为什么？因为盐水会将萝卜中的水析出，这就是盐水的高渗性。糖和盐同样具有高渗性。西瓜含糖量较高，加之有人对糖的吸收功能差，尤其是吃多后体内便会形成这种高渗状态。

（3）西瓜具有利尿作用，过食会出现小便过多，损伤人体的阴液，阴虚容易导致虚火上炎。

综上所述，说吃西瓜会上火，是平素脾胃功能不好，或易发口腔溃疡体质之内因，与食用西瓜过量之外因叠加的结果，而并非所有人多吃西瓜都会"上火"，亦即是"因人而异"。

以下几类慎吃或少吃西瓜：

（1）平素脾胃虚弱、寒湿偏重之人要慎食。

（2）肾功能不全者要少吃。

（3）糖尿病患者要慎食。

（4）口腔溃疡多发者少食。

◎ 好喝绿豆汤，解毒非解药

"绿豆能解药吗？"

自从来宁波工作，这个问题在门诊被问过无数遍了，尤其是夏日，不少家庭或酒家都备有绿豆汤待客，正在服用中药的人就会面临这样的疑问，于是看门诊时会特意问一问。

对这个问题，是有确切答案的。《本草纲目》绿豆条："绿豆甘、寒、无毒。煮食消肿下气，压热解毒。生研绞汁服，治丹毒烦热风疹……。作枕明目，治头风头痛，除吐逆，补益元气，和调五脏，安精神，行十二经脉，……解一切药草牛马金石诸毒。治痘毒，利肿胀。"其中"解一切药草牛马金石诸毒"一句，解释也是清楚的，是指绿豆能解一切药草之毒，而非指绿豆能解药性。何物能解药？解什么药？中药典籍里都一一列明。比如，中药讲究七情配伍，明确有十八反、十九畏。即相反的药物配伍在一起会增加毒性，相畏的药物配伍在一起会相互限制药性。十八反包括甘草反大戟、芫花、甘遂、海藻；乌头反贝母、瓜蒌、半夏、白蔹、白及；藜芦反人参、沙参、丹参、苦参、玄参、细辛、芍药。十九畏包括硫黄畏朴硝，水银畏砒霜，狼毒畏密陀僧，巴豆畏牵牛，丁香畏郁金，川乌、草乌畏犀角，牙硝畏三棱，官桂畏石脂，人参畏五灵脂。尤其是"萝卜解诸参"。人参补气，萝卜籽（药名为莱菔子）破气，两者同服，对人参的补气功效有所消减。因此，对需要服用莱菔子的患者，医生都会提醒：本品功善消食行气消胀，主治食积，但气虚无食积、无痰滞者慎用，不宜与人参同用。而对服用人参引起的脘腹胀满症状，服莱菔子则可使之缓解。

笔者查阅传统的医药典籍，没有发现绿豆解药的明确记载，但好像民间不少人都认为绿豆会解药，服用中药时就不能吃绿豆，这是为什么呢？

笔者粗浅分析，大概有两种可能：一是书生曲解。对"解一切药草牛马金石诸毒"一句，在"解一切药草"之后就划了句读。或者干脆推导出，是药三分毒，解药中之毒，就是"解药"。二是实践有误且得出不当结论。如曾有虚寒体质者，患病服用中药，同时又吃绿豆之物，导致病情反复、汤药失效，于是，这位"久病成医"者得出"绿豆解药"的切身体会，让人不得不信。当然，根本原因是中医理论自身表述模糊，留下了许多异解争议的空间，以至证实时无法保证严谨，证伪时也不能自信坚定。以讹传讹，并不鲜见。

其实，要认识绿豆，它是否会解药并非重点，值得说三遍的是，绿豆，真是一味解百毒的好药！

绿豆含丰富的维生素 A、维生素 B、维生素 C 等。其性味甘、凉，具有清热解毒、消暑、利水、清肝胆明目的作用。如果是热性疾病，比如咽喉疼痛、上火等疾病，服用绿豆有清解热毒的作用，还可以与黄芩、黄连、连翘、金银花、石膏等清热药一起使用以加强疗效。民间有"上火了，喝点绿豆汤降火"的说法，就是这个理。另外，绿豆磨粉外敷，可以治疗疮肿烫伤，绿豆皮可以明目，绿豆芽还可以解酒。

关于绿豆的解毒效果，下面介绍一则由国医大师张学文创制的"绿豆甘草解毒汤"，由绿豆 120g、生甘草 15～30g、石斛 30g、丹参 30g、连翘 30g、白茅根 30g、大黄 15～30g 组成，上方用冷水浸泡后煎服，煎时以水淹没全药为度，文火煎煮，大剂量频服，一般昼夜各服 1 剂，必要时可服 3～4 剂。本方能解毒益阴、兼顾心肾，可治多种食物、药物及其他中毒后，见发热、口干舌燥、恶心呕吐、小便混浊，甚则神志恍惚等症。张老用此方救了不少人，建议各位读者收藏，以备不时之用。

当然，服用绿豆也要注意，因其性偏寒，有些人因体质状况或在使用某些药物时不吃或少吃。

那么，哪些情况时不能吃绿豆呢？

（1）绿豆性寒凉，平素脾胃虚寒、胃痛腹泻之人；阳气不足、畏寒怕冷之人不吃或少吃。

（2）在服用人参、鹿茸、虫草、桂枝、附子等温补、热性药物时，因"寒要制热"，故不宜食用绿豆，否则会减少这些药物的温补作用。

（3）痛风患者要少吃绿豆。痛风的发病机理是嘌呤代谢紊乱，以高尿酸血症为重要特征。因此要少吃含嘌呤多的食物，其中包括各种豆类。

综上所述，要正确理解绿豆解药的内涵，绿豆解的是药物、食物等的毒性，减的是温补药物的热性、补性，而不是解所有中药的药性。

◎ 活用中成药，辨证是关键

在中医药理论指导下，为了预防及治疗疾病的需要，以中药材为原料，按规定的处方和制剂工艺，将其加工制成一定剂型的中药制品，称为中成药。中成药是经国家药品监督管理部门批准的商品化的一类中药制剂。有不少人误以为中医治病只有中药饮片配方加水煎煮服用一种剂型，其实不然。中医方剂早就有汤、酒、茶、露、丸、散、膏、丹、片、锭、胶、曲等各种剂型，现在还有注射液、口服液（溶液型、混悬剂、乳剂）、口服固体（散剂、胶囊剂、片剂、丸剂）剂型等现代技术加工的中成药。

当然汤药仍是中医临床上最常用的，具有加减灵活、针对性强、吸收快、作用迅速等特点。而中成药相比汤药，具有服用、携带、贮藏保管方便等优势，且大多数中成药都是选用性质稳定、疗效确切、毒副作用相对较小的经典处方加工而成，并经过严格的药品生产检验。但它的缺点是药的成分组成、药量配比一成不变，不能灵活调整、随症加减、因人而异。

必须强调的是，中成药的使用，首先必须遵循辨证论治的原则！目前，社会上较普遍存在中成药"西用"现象，即"按病用药"或"按症用药"，将某中成药与某病某症一一对应，这样既没有对"病"和"症"进行"辨证"，导致"药不对证"；而且也限制了中成药"对证论治"的应用范围，由此也形成了"中成药滥用"与"中成药无用"并存的不良局面。

辨证论治是中医认识疾病和治疗疾病的基本原则，是中医学对疾病的一种特殊的研究和诊治方法，即运用中医理论来观察、分析、诊断疾病，治疗处理疾病的原则和方法（即通过对患者的症状、体征、舌象、脉搏进行分析，辨明病因、病机、病位、病性等因素，从而制定出针对性的治疗方案），是祖国传统医学理论的思想精华。如果没有了辨证论治，中医必然走向名存实亡。中成药作为中药制品，其应用理应辨证论治。治疗感冒的中成药不少，如清开灵片、双黄连口服液、抗病毒口服液、连花清瘟胶囊、银翘片等，都能辛凉解表、清热解毒，适用于风热感冒和咽喉肿痛、牙龈肿痛等一类热性疾病，并不适用于风寒感冒及其他寒性疾病。但一些西医临床医生和不少患者中成药西用，只要是感冒，不论是寒是热，都斯病用斯药，结果不仅疗效不好，还有贻误病情之险。也有些西医临床医生以此为例，扬言中医中药无用。真是不识真谛，何言佛否？

笔者家中常备多种中成药。自己或家人朋友一旦患感冒、肠胃疾病，治疗往往首选中成药，汤药次之，西药又次之。不管是从医生的角度还是患者的角度，都有不少应用经验和体会，今以藿香正气为例将中成药的家庭应用分享给大家，一如既往地希望大家有健康小问题时能在家中解决，免去路途奔波、挂号排队之苦。

藿香正气方是中国医学宝库中不可多得的千古良方，该方源自《太平惠民和剂局方》，原方为藿香正气散。由藿香、白芷、茯苓、大腹皮、半夏、甘草、紫苏叶、陈皮、厚朴、白术、桔梗、大枣、生姜等药组成，具有解表化湿，理气和中的作用，可用于暑湿感冒，

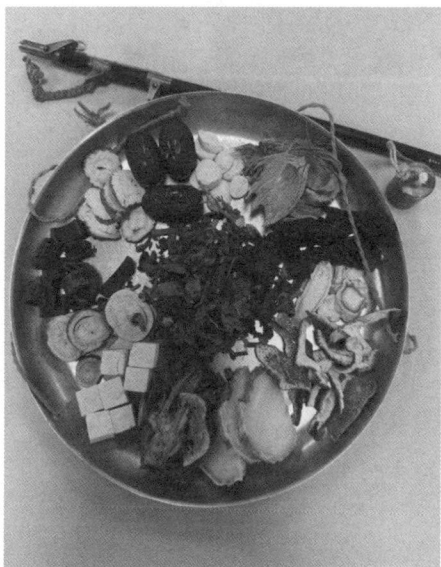

藿香正气方

头痛身重胸闷，或恶寒发热，脘腹胀痛，呕吐泄泻等。现代剂型比较多，如藿香正气水、胶囊、滴丸、片、水丸、蜜丸等。

记得 2003 年的夏天，我参加卫生系统组织的去新疆疗休养活动。室外天气炎热，而室内都开了空调，就这样一热一冷，刚住进宾馆的我，马上出现了呕吐、腹泻，心想这趟新疆之旅看来要提前结束了。好在随身带了藿香正气水，即刻服下一支，

顿时觉得精神一振，一股暖流窜遍胃肠，呕吐腹泻药到即止。效果之快，就像没有发生过一样。我也就没将身体不适告知领队，在整个旅程中也没有再出现异常。藿香正气水疗效迅速，但口感较差、辛辣呛喉，又含酒精，故许多人不愿服用。不过用于救急时，还是非他莫属，藿香正气丸效果就没这么快了。

藿香正气方具体应用如下。

（1）伤暑（我们平时所指的中暑）之阴暑。伤暑有阴、阳之分，"动而得之者为阳暑"。患者多在烈日下劳作，或长途行走，或因在高温、通风不良、湿度较高的环境下长时间劳作而引发。这种中暑往往病情重而危急，应及时去医院救治。而阴暑是过于避热贪凉引起，即所谓"静而得之者为阴暑"。藿香正气适合治疗阴暑，症见身热头痛、无汗恶寒、关节酸痛、腹痛腹泻等。

（2）胃肠型感冒是感冒的一种。最常见的原因是病毒、细菌的感染及饮食的过敏反应。中医认为，胃肠型感冒多是遭受寒湿或暑湿之邪引起，表现为胃肠道的不舒服，如恶心、呕吐、腹痛腹泻等。

（3）慢性胃肠炎常有脘腹胀痛、呕吐泄泻的症状，只要这些症状是属于寒湿侵犯肠胃引起的都可应用藿香正气方。笔者自幼肠胃不好，属于寒湿偏重体质，经常会出现胃胀、腹胀，大便稀溏等症，服用藿香正气丸后，每每症状改善明显。

（4）饮食不洁、过食寒凉或暴饮暴食引起的呕吐腹泻。吃了不洁的食物，多吃寒凉的蔬菜、瓜果、冷饮以及暴饮暴食，都会引起呕吐腹泻，面对以上症状,藿香正气方都是不错的选择。夏季天气炎热，免不了吃水果、冷饮，每当吃后即使没有胃部不适，我也吃点藿香正气丸予以预防。既解了馋、补充了营养，又不伤肠胃。

（5）夏季空调病引起的吐泻。夏季频繁出入室内外（温差大），加之平素脾胃虚弱，则极易出现呕吐腹泻。若遇此种吐泻，可以用藿香正气方治疗。

（6）平素脾胃虚弱，寒湿较重之人，一旦出现舌苔白腻、食欲不振，也可以吃些藿香正气丸化湿醒脾开胃。

（7）藿香正气方可以缓解激素、抗生素导致的寒湿内停。临床发现有一部分患者，用过激素、抗生素等西药后，原来的病治好了，但出现了舌苔白腻、胃部不舒、食欲不振等症状，用藿香正气方有助于"善后"。

以上使用藿香正气方的各种病症的辨证关键，是患者是否出现舌苔白腻。出现舌苔白腻，就说明体内寒湿偏重，这是藿香正气方重要的应用指征。

当然，藿香正气方不是万金油，其性偏温，对于内火重、口干渴、风热感冒、湿热证、舌苔黄腻者，均不适用。

◎ 口疮老顽固，泻黄导赤汤

2018年9月的一天，一位老同事发来语音，说她儿子汤某某最近口疮反复发作，一直未见好。汤某某自己是耳鼻喉科医生，跟他妈说，还是王阿姨的中药效果好。原来在他读高中的时候也有一段时间发口疮，正是服用我开处的中药痊愈的。看了他的舌象照片，舌红苔白中腻、部分花剥。诉大便每天2次，质偏稀。我用了自己的经验方泻黄导赤汤加减，让她照方取药，并嘱每晚用吴茱萸粉水调外敷双侧足底涌泉穴。10月1日，老同事传来消息：配了7帖药，其实只服了5帖，就痊愈了。并开玩笑说：真是"仙方"！

口疮是指口腔内黏膜或舌上生出的大小不等的口腔溃疡，俗称"口疳"。口疮一证虽小，但却是临床常见病、多发病。临床表现为生于唇、颊、上腭、咽部黏膜或舌尖、舌边、舌面等处，如绿豆或黄豆大小甚至更大的黄白色溃烂点，单发或多发，或融合成小片，周边红肿，局部灼热疼痛，说话或进食时加重，可兼见口渴，尿赤热，大便干结或稀溏，舌质红，苔白或白腻或黄或黄腻。因其疼痛明显，且易反复发作，连年不愈，故而影响人们的日常生活。人生在世，最基本的生活，无非是"寝食"二字。小小口疮，却闹得人食不甘味、寝不安席。可见小病不可小看，而要根治口疮却非易事。西医用维生素B、维生素C、抗生素等药物治疗，轻微或初发者可见效果，但遇顽固者则收效甚微。

为此，笔者曾一度在临床专注于口疮的发病机制和治疗方法的研究，1998年撰写论文《泻黄导赤汤治疗口疮》发表在《中国民间疗法》杂志上。

中医认为，口疮有虚有实，有寒有热，上中下三焦的病变均可引起口疮，而主要与心、肾、脾、胃相关。病因则多为饮食不节、思虑过度、劳倦伤脾或久病虚损等。虚火者有气虚、阴虚、阳虚的不同。气虚者多由劳倦、久病等损伤脾胃之气，或口疮日久，灼阴耗气，脾胃气虚而阴火内生；阴虚者，每因思虑劳倦，心阴暗耗，或热病后期，下焦肾阴亏损，阴虚火旺，上炎于口而发；阳虚者多因素体阳虚或久病肾阳亏虚，虚阳上浮而致。实者如"心脾有热，气冲上焦，熏发口舌"而为口疮。

笔者初涉临床时，按常法或清热解毒或滋阴降火治疗口疮，发现见效较慢，且常因药物过于寒凉而伤脾胃，或患者难以坚持服药而致病情反复。后经临床不断摸索发现，顽固性口疮患者，大多平素脾胃功能虚弱，运化功能不健，加之多嗜膏粱厚味、辛辣煎炸之品，以致脾胃积热，郁热熏蒸于上而发为口疮。即使长期反复发作者，绝大部分仍属脾胃积热为主，单纯阴虚火旺型、舌红少津者则很少见。又因舌为心之苗，心火上炎则舌生疮。正如《圣济总录》所说："口疮者，心脾有热，气冲上焦，熏发口舌，故作疮也。"结合前辈们的宝贵经验，笔者探索出以清泄脾胃伏火的"泻黄散"结合清心火的"导赤散"加减进行治疗，自拟方名为"泻黄导赤汤"，效果较为满意。近几年又结合耳尖放血、穴位敷贴，临床疗效更佳。

关于口疮的发病原因，现代医学至今尚无定论，但基本认同为多种因素综合作用的结果，包括局部创伤、精神紧张、食物、药物、营养不良、激素水平改变及维生素或微量元素缺乏等。系统性疾病、遗传、免疫及微生物在口腔溃疡的发生、发展中可能起重要作用。如缺乏微量元素锌、铁，缺乏叶酸、维生素B_{12}以及营养不良等，可降低免疫功能，增加口腔溃疡发病的可能性；血链球菌、幽门螺杆菌等细菌感染也与口腔溃疡关系密切。口腔溃疡通常预示着机体可能有潜在系统性疾病，口腔溃疡与胃溃疡、十二指肠溃疡、溃疡性结肠炎、局限性肠炎、肝炎、B族维生素吸收障碍症、自主神经功能紊乱症等均有关。

现将笔者用于治疗口疮的经验介绍如下。

一、泻黄导赤汤

泻黄导赤汤由泻黄散与导赤散加减组成。

泻黄散又名泻脾散，出自《小儿药证直诀》，原方主治小儿脾热口疮口臭之证。然只要药证相符，成人用之又有何妨？方中生石膏、栀子清泻脾胃之积热；防风疏散脾胃中伏火；藿香芳香悦脾、理气和中，振复脾胃之气机，并助防风疏散之功；甘草则和中泻火，调和诸药，使泻脾而无伤脾之虑。

导赤散亦出自《小儿药证直诀》，由生地黄、木通、生甘草梢、竹叶等组成。功主清心利尿、导热下行。

二方合用，使心脾之热能清能散，又能从下而泄，且不伤脾胃，共奏清泄心脾之功。

一例口疮反复发作30余年之久的患者，服用泻黄导赤汤30帖，病症基本消失。随访2年，仅有1次轻微复发。

但并不是所有的顽固性口疮都可以用本方治疗，如阴虚火旺者、虚阳上浮者即不适用，临床还需要辨证施治。

二、耳尖放血

耳尖穴：正坐位或侧伏坐位，在耳廓的上方，当对折耳廓，耳廓上方的尖端处。

放血方法：先揉捏推按耳尖部位，使局部充血，然后右手持三棱针，以拇、食二指捏住针柄，中指端紧靠针身下端，留出针尖 0.1 ~ 0.2 寸，对准已消毒过的部位迅速刺入。刺入后立即出针，轻轻挤压针孔周围，使出血数滴，然后以消毒棉球按压针孔即可。放血量根据病情及患者体质情况而定，3 ~ 10 滴不等。放血频率，也应根据出血多少、患者体质强弱以及病情轻重而定。一般一天一次。

作用：主要作用是清热泻火、镇肝潜阳、清脑明目，特别是泄胸膈以上之火。故特别适用于热证及经常上火之人。耳尖相比其他放血部位更容易定位和操作，疼痛也相对较轻，故很常用。

三、穴位敷贴

涌泉穴：在足底心，足掌的前三分之一处，屈趾时凹陷处便是。

敷贴方法：吴茱萸粉用醋或蛋清或水调，敷脚底涌泉穴。吴茱萸粉为吴茱萸烘干研粉而成。

作用：涌泉穴属足少阴肾经，可滋阴潜阳、宁心安神，有引火归元之妙。用吴茱萸粉敷涌泉穴，能引热下行，治疗顽固性口舌生疮。

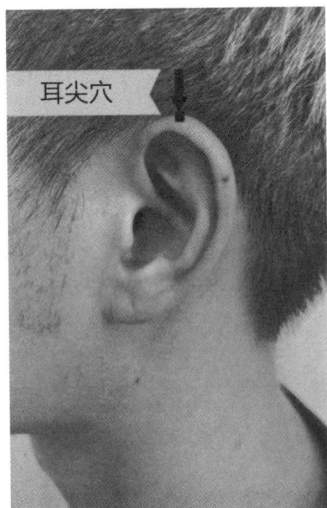

耳尖穴

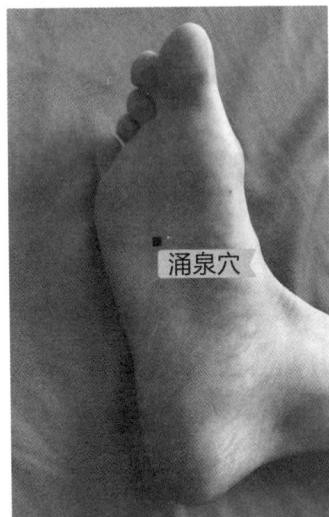

涌泉穴

四、局部外敷

口疮面比较大、疼痛剧烈者，可局部外敷。外喷西瓜霜、锡类散、云南白药粉等，以促进疮面早日愈合。

五、注意饮食

多吃：多吃新鲜蔬菜和水果，富含维生素 B_1、维生素 B_2、维生素 C 的食物，如番茄、茄子、胡萝卜、白萝卜、白菜、菠菜、苹果、梨、猕猴桃等，有利于溃疡愈合。

忌食：辛辣、香燥、温热、动火的食物，如葱、姜、韭、蒜、辣椒、胡椒、牛羊肉、狗肉等。忌用烟、酒、咖啡及刺激性饮料。

临床有很多患者，口疮本已愈合，却因贪食炒瓜子、核桃、花生之类的坚果或麻辣味食物而导致复发。务必注意忌口。

◎ 冻疮可夏治，大蒜立奇功

冬病夏治是中医的一个重要特色。

"冬病"指某些好发于冬季，或在冬季易加重的疾病，如支气管炎、支气管哮喘、风湿与类风湿性关节炎、老年畏寒以及脾胃虚寒类疾病。

"夏治"指利用夏季气温高、机体阳气充沛的有利时机，适当地内服和外用一些方药，调整人体的阴阳平衡，以预防冬季旧病复发，或减轻其症状。

冻疮这种病很是奇怪。有的人，不管天气怎么冷，从来不患冻疮；而容易患冻疮的人，差不多每年冬天都要复发，发起来又痒又痛，有时还会溃烂，流黄水。冻疮严重的部位还会留下暗红色的瘢痕，到来年会重发。

家父一到冬天，手上、脚趾上，特别是耳廓上就会长出冻疮。不管如何小心保暖，天气稍一转冷，就从暗红色的瘢痕处开始发痒疼痛，随着天气的逐渐变冷，冻疮就会越长越厉害。他曾经试用过许多方法，例如用茄根煎汤熏洗、用艾灸等等，效果都不是很理想。

父亲说，早闻有用大蒜冬病夏治治疗冻疮的报道，但总是有点疑问，小小大蒜隔了半年擦一擦曾患冻疮的部位，就真的能治好冻疮这个顽疾吗？

2004 年夏天，他选了往年患冻疮最严重的右耳廓，分别在初伏、中伏、末伏的第一天用大蒜擦拭，其他部位不作擦拭，而结果当年冬天右耳廓冻疮未发，而左耳廓、手指背各处都像往年一样照发不误。随后连续两年，他用同样的方法擦拭双侧耳廓以及手背和脚趾外侧易患冻疮处。发现冻疮症状一年比一年减轻。到了第四年，仅右手背小指掌指关节处微红肿发痒，受寒时微痛，左耳耳轮边上冻伤后仅出现皮肤发硬。2008 年冬天冻疮基本上未发。2009 年未用大蒜擦拭。因那年冬天天气较冷，耳朵虽多次受冻，也仅仅在左耳廓稍有一点疼痒。

在同样寒冷的气候条件下，通过大蒜的擦拭，可以阻止局部发生冻疮。这就说明了大蒜的擦拭确能改善局部的血液循环，活血祛瘀，排除淤积的病理产物，修复损伤的组织细胞，恢复局部皮下组织的功能，从而提高抗寒能力，预防冻疮的发生。

三伏天用大蒜擦拭易患冻疮部位的办法确实有效，但好多报道中缺少详尽的办法，有的人因为时间或擦拭方法不对而影响了效果。

现将擦拭方法介绍如下：

分别在初伏、中伏和末伏的第一天，各治疗 1 次。治疗时，将大蒜瓣横向切开，将切面，即大蒜汁较多的一面，在往年患冻疮的部位反复擦拭，有冻疮瘢痕的地方要多擦几次，最好擦到局部皮肤有热感。切面的大蒜汁拭干后，可以切掉一薄片，再擦，再切，再擦，一直切到不能再切为止。一般连续擦拭3～5年，就能使冻疮减轻或不发。如有反复者，可再继续擦拭，仍然有效。

为什么要选在三伏天进行治疗？

三伏天是一年中最热的天气，是气温最高，阳气最盛的阶段。在这一阶段，人体内阳气也最旺盛，皮肤腠理疏松，经络气血流通，有利于药物的渗透与吸收。

那为什么要选用大蒜进行擦拭呢？

因为大蒜辛温，入脾、胃、肺经，外用能引起皮肤发红、灼热，敷之容易起泡，以行气通络，驱除寒邪。需要注意的是：皮肤过敏者慎用。

◎ 冬病夏治三伏贴，治病养生皆有益

穴位敷贴是根据具体病情选用药物，并将药物研为细末，以醋或酒，或以葱、姜、韭、蒜等汁，或以鸡蛋清、油类、蜂蜜等不同的液体调制成糊状制剂，敷贴于一定的穴位或患部，以治疗疾病的一种方法。

穴位敷贴疗法是传统针灸疗法和药物疗法的有机结合，其实质是一种融经络、穴位、药物于一体的综合性治疗方法，既有药物对穴位的刺激作用，又有药物本身的作用，几种治疗因素之间相互影响、相互作用和相互补充，共同发挥整体作用。

敷贴疗法尤其适用于慢性疾病和小儿疾病。慢性疾病一般需长期服药，穴位敷贴疗法既可减轻服药带来的肠胃负担，也避免了服药可能导致的肝肾毒性。小儿服药困难，穴位敷贴更显优势。适应证包括慢性支气管炎、哮喘、过敏性鼻炎、失眠、头晕、腹泻、便秘、慢性胃炎、慢性肠炎、痛经、颈椎病、肩周炎、关节炎、小儿厌食、体虚易感冒等。

一、三伏贴

根据中医"冬病夏治"的理论,选择在三伏天进行穴位敷贴,可治疗支气管哮喘、过敏性鼻炎等冬天易发作的宿疾。

在一年中最热的三伏天(这段时间是人体阳气最盛的阶段,皮肤腠理疏松,经络气血流通,有利于药物的渗透与吸收),以辛散温通之药(如生姜、白芥子、麝香、细辛、肉桂等)为主,研末调成饼状,贴在不同穴位,通过药物对穴位进行温热刺激,温补肺肾,驱散内伏寒邪,达到疏经通络、平衡阴阳、调理脏腑、增强抵抗力、预防疾病的功效。健康人群也可通过三伏贴进行养生保健。

二、三伏天

三伏天是以农历推算,于夏至后的第三个庚日为初伏,第四个庚日(10天后)为中伏,第五个庚日(再10天后)为末伏。庚日为金,属肺,而肺主皮毛,因此庚日为温煦肺经阳气、驱散内伏寒邪出肌表的最佳时日。此时进行穴位敷贴,冬病夏治的效果最好。

三、时间安排

每一伏贴一次,共计3次。也可以根据病情需要,三伏前加贴引伏1次,三伏后加强1次,共5次。每次间隔时间相同。一般药饼须贴4~8小时。刚贴上去时感觉凉凉的,稍微过一会儿，局部会有发痒、发热，如果无特别不适，可适当延长贴敷时间。贴敷期间不妨碍其他中西医治疗。如能每年坚持接受三伏贴治疗，连续 3 ~ 5 年或更长时间，则疗效更佳。

四、常用穴位

1. 大椎穴：位于人体的颈部下端，第七颈椎棘突下凹陷处。主治咳嗽、五劳虚损、中暑等。

2. 肺俞穴：位于人体的背部，第三胸椎棘突下，后正中线旁开 1.5 寸（约一指半宽）。主治肺经及呼吸道疾病，如肺炎、支气管炎等。

3. 膏肓穴：位于人体的背部，第四胸椎棘突下，后正中线旁开三寸（约三指宽处），肩胛骨内侧，一压即疼。主治咳嗽、气喘、肺痨等。

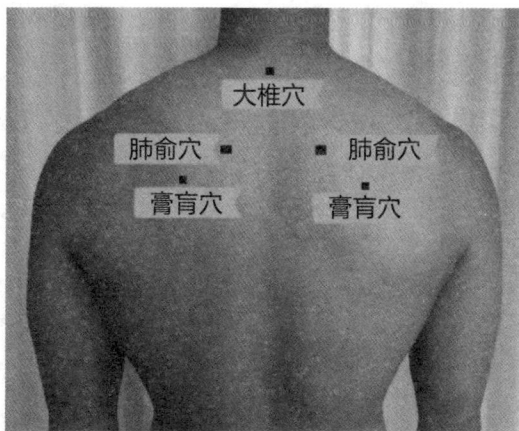

穴位敷贴疗法常用穴位一

4.天突穴：位于颈部，前正中线上，两锁骨中间，胸骨上窝中央。主治咳嗽、咽喉炎、扁桃体炎等。

5.膻中穴：位于前正中线上，两乳头连线的中点。主治胸部疼痛、腹部疼痛、咳嗽、咳喘等。

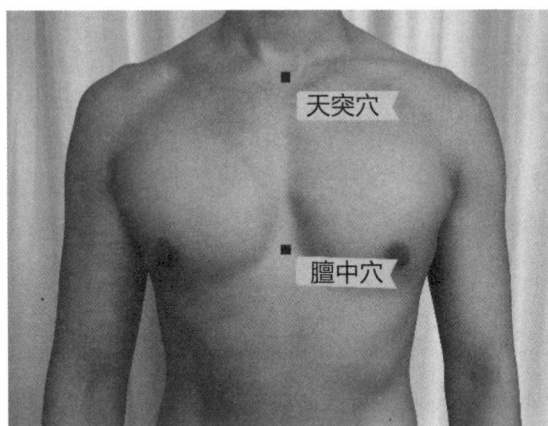

穴位敷贴疗法常用穴位二

6.足三里穴：在小腿前外侧，当犊鼻下3寸，距胫骨前缘一横指（中指）。主治胃痛、消化不良、下肢痿痹、泄泻、虚劳羸瘦等。足三里穴是强壮保健要穴。

五、注意点

贴敷期间要注意饮食清淡，少吃生冷食品，远离空调，保证睡眠

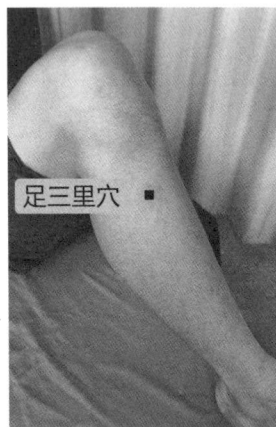

穴位敷贴疗法常用穴位三

充足。

一般来说，孕妇、有严重心肺功能疾患者、对药物过敏者、短时间敷贴即会大量起水泡者、疾病急性发作期及阴虚火旺者，以及拟贴敷局部皮肤长有疱、疖或有破损者等，不宜进行三伏贴。

因此，三伏贴并非人人适宜。欲进行三伏贴者应在三伏天到来之前去医院就诊咨询，了解自己是否适合。

长夏湿郁多烦闷，
补中清化解忧愤

　　一般人对"长夏"这个概念都比较陌生，"长夏"最早出现于《黄帝内经》，长夏在中医学中是指夏季的最后一个月，还指每季的最后18天，这段时间由脾所主，因此与脾胃密切相关。长夏主湿，内应脾土。

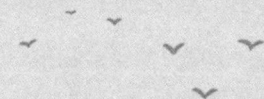

◎ 百病湿作祟，化湿法多种

2004 年 4 月，笔者曾接诊这样一位患者：范某，男，35 岁，平时身体无异常，服用龟鳖丸已一年，最近突感神疲乏力，脚酸，大便溏薄，舌红苔黑腻，脉弦而数。"龟鳖丸"是一种补品，广告做得很诱人。许多人自感"体虚"，就买了来作为保健品长期服用。范某就是其中之一。其实，龟鳖丸本属腻补之品，并非人人皆宜。从范某脉象来看，其并非虚弱之体，却吃龟鳖丸长达一年，导致湿热内生，阻滞气机运化，出现神疲乏力，脚酸，大便溏薄、舌苔黑腻等症。病机为湿热内蕴三焦，气机阻滞不畅。治疗拟清化湿热、宣畅气机，用甘露消毒丹加减，5帖后诸症皆除。

本证病机关键在于"湿"。

现在，关于"湿气重"的说法很流行。在美容店或者保健按摩的地方，在给客人拔罐后经常会说："你湿气很重"，以致很多人来找医生看病时多有一问："医生，我是不是湿气很重啊？"确实，现在湿气重的人不少，多因饮食膏粱厚味、生冷甜腻、贪凉少动等，湿气多生。

那么，何为"湿"呢？

人们熟知，湿与水同类，散则为湿，蒸则为雾，凝则为露，积则为水。水是人类和动植物赖以生存的基本物质，是生命之源泉。同时，大家也都有这样的体验，环境湿度对人体舒适度产生很大的影响。实验证明：人生活在相对湿度40%~60%的环境中最为舒适。世界卫生组织指出，长期暴露在湿度低于40%或高于70%的环境中可能影响健康。若湿度太大，在高温天会令人觉得特别闷热，容易发痧、中暑；在寒冷季节会令人觉得特别冷，即所谓的"湿冷"。北方人特别害怕南方的冬天，这就是"湿"在作怪。所以，湿而有度，方利健康。

湿是中医六气（风、寒、暑、湿、燥、火）之一，无论太过或不及都会危害人体健康。过度的湿气称为"湿邪"，湿气不足则可产生"燥邪"，都可导致人体发生疾病。

湿邪有外湿和内湿的区分。外湿是指感受外部的湿邪，比如多雨或潮湿的气候或涉水淋雨或居住环境潮湿等。内湿多是人体内水液代谢障碍而产生的湿邪，中医认为"脾主运化水湿"，若体虚消化不良或暴饮暴食，吃过多油腻、甜食、劳倦思虑过度等，都会引起脾脏生理功能失常、体内水湿停聚而形成内湿，"水湿内停"就会引起各种疾病。

外湿与内湿虽有不同，但两者是既独立又有关联的。在病症表现上有共同的特点，且在发病过程中常相互影响。外湿致病，易伤及脾脏，使湿浊内生，而脾失健运，水湿停聚，又易招致外湿侵袭。

湿证之病，无论外湿还是内湿，都有阻遏气机、伤人阳气和侵袭脾脏的特点。在病症上又都具有沉重、秽浊、黏滞等特性。"沉重"是指感受湿邪后，患者常可见头重如裹，周身困重，四肢酸懒沉重，关节疼痛重着等症状。许多人却误以为是体虚，结果往往越补症状越严重。"秽浊"多指湿邪致病后，人体各种分泌物秽浊不清，如面垢多眵、大便溏泻、下痢脓血黏液、小便浑浊、妇女白带过多、湿疹浸淫流水等。"黏滞"一是指因感受湿邪而引起的病证病程较长，缠绵难愈；二是指病灶部位多潮湿不净，排出物黏滞，舌苔腻等。此外，湿性下趋，湿邪致病还多见于人体下部，如妇女白带增多、淋证、泄泻、痢疾等，水肿也多以下肢较为明显。湿证的舌苔很有特点，多白腻、黏腻、黄厚腻等。

湿邪致病，可单独以湿邪为患，也可与其他致病邪气"狼狈为奸"，形成寒湿、湿热、风湿、痰湿、暑湿等。中国中医科学院路志正教授提出，"百病皆由湿作祟"，其对湿证的研究可谓"匠心独运"，并有专著《中医湿病证治学》。路老认为，湿邪可以侵犯人体表里、上下及各脏腑，可谓无处不至。凡因湿邪侵袭人体，或人体脏腑功能失调，而致水湿潴留体内，所表现水湿停滞的病证，称为湿病。

当今流行的拔罐、吃薏米红豆汤等，也是防治湿证的方法之一。

下面介绍几种药食同源的祛湿食品。

薏苡仁，又叫米仁或薏米，性凉，味甘、淡。功效除了健脾渗湿外，还能清热排脓、除痹、利水。生薏苡仁性偏寒凉，长于利水渗湿，清热排脓，除痹止痛，常用于小便不利、水肿、脚气、肺痈（肺脓疡）、肠痈（阑尾脓肿）、风湿关节痛等。炒薏苡仁性偏平和，长于健脾止泻，常用于脾虚泄泻、纳少、脘腹作胀。薏苡仁的吃法，除了煮汤、炖粥之外，还可以磨粉吞服，每日两次，每次10g。

赤小豆，又名赤豆、红豆，性平，味甘酸，归心、小肠经。功效为利水除湿、消肿退黄，可治水肿、脚气、黄疸等，特别有利于各种特发性水肿患者的食疗；清热解毒、消痈排脓，有补气血、生乳、催乳作用，对产妇有通乳汁、补身体、促康复的功效。另外，赤小豆还具有良好的润肠通便、降血压、降血脂、调节血糖、预防结石、健美减肥的作用。

冬瓜，味甘、性寒，有消热、利水（湿）、消肿的功效。冬瓜皮也是一味中药，能利尿消肿。冬瓜带皮煮汤喝，可达到消肿利尿、清热解暑、降脂祛湿的作用。

以上食品，虽然祛湿效果不及中药复方，但却可以作为预防湿病、辅助治疗的选择。

◎ 饮食辨好恶，胃以喜为补

"医生，本来我的胃痛吃了你的药后已经差不多好了，可吃点水果或者其他有刺激的食物就又发作了。我到底哪些东西能吃哪些不能吃啊？"

临床上我经常会听到胃病患者这样既无奈又迷茫的问题。确实，胃病患者的胃特别娇嫩，治疗当中常常会因为饮食不当一不小心就导致前功尽弃。可以说大多数的胃病是"吃出来的"，而发生胃病后，依然对饮食不加节制而导致胃病反复发作、屡治无效的人也比比皆是。所以说，"胃病靠养"。

胃是人体的一个消化器官，有四大主要功能：

（1）储存食物功能。进食后，食物会暂时停留在胃内进行消化。

（2）消化和吸收功能。通过胃的蠕动及胃酸、胃蛋白酶的分泌等对食物进行机械和化学的消化。

（3）分泌功能。胃可分泌胃液及胃泌素、胃动素、生长抑素等。

（4）防御功能。胃的黏膜屏障、胃酸、分泌型免疫球蛋白
（Ig）G、IgA 以及淋巴组织等，可防止病原微生物及异物的侵入。

中医将胃的功能归纳为胃主受纳、腐熟水谷，同时认为胃
的功能必须和脾的运化功能相配合，才能顺利完成。中医理论
还特别强调，脾胃为后天之本，即"人以胃气为本"。胃气强
则五脏俱盛，胃气弱则五脏俱衰。有胃气则生，无胃气则死。
可见脾胃功能的好坏，关系到整个人体的盛衰，甚至生死。曾
有一则牙膏的广告语，说"牙好，胃口就好，身体倍儿棒，吃
嘛嘛香"，其背后的逻辑就是胃的重要性。现在还流行一种说法，
"要想得到他（她）的心，首先要搞定他（她）的胃"，这就
是胃重要价值的延伸了。

胃病已经十分常见。常见的胃病有急性胃炎、慢性胃炎、
消化性溃疡、胃肠神经官能症等。胃病大多数是良性疾病，小
部分为恶性疾病。

由于现代生活节奏的加快、工作生活压力大，容易出现紧
张、抑郁、恼怒等情绪，因而肝气郁结，横逆犯胃；饮食不规律、
饥饱无度、不忌口，追求美味刺激，导致胃病多发、不易治愈；
食品安全问题、过度加工和食物添加剂等，都会对胃造成一定
的伤害；素体脾胃虚弱，或长期劳倦过度，常导致胃病缠绵难愈。

胃病的出现，不仅给患者带来了很大的痛苦，如胃胀、胃痛、
反酸、嗳气、恶心呕吐等，而且对整个身体也会造成很大的伤害，
影响营养物质的消化吸收，体质差易生它病。所以胃病患者，

往往体弱多病。因为我们每天吃进去的东西直接要和胃接触，所以要治愈胃病是非常难的一件事情。中医辨证论治虽能取得较好的疗效，但能否治愈，很大程度上还取决于患者自己的养护。那么胃病患者该怎么调养才能好得快呢？除了要保持心情舒畅、生活有规律外，饮食也是非常重要的。

作为一名临床医生和一位几十年老胃病患者，我对胃病的饮食宜忌深有体会，今天，笔者将结合自己的切身体会和患者的反馈信息，探讨胃的喜恶，以及胃病患者应该吃什么为好？哪些东西是要少吃或不能吃的？

每个胃病患者的情况会有不同。比如，同样是胃炎，有的人吃年糕没事，有的人吃了就"碍胃"，但总的来说，胃黏膜娇嫩，喜温、软、淡等易消化、少刺激饮食，而恶冰冷、粗糙、酸辣、甜腻、黏腻的饮食。忌过饱、过饥、忌烟酒。胃黏膜充血水肿糜烂时，若吃过咸的东西，不就是往伤口上撒盐嘛！

下面就几个常见的问题谈谈自己的看法。

1.吃粥能养胃吗？

粥，"煮米为糜"，容易消化吸收，是病后调养、胃功能弱者的首选，可以止消渴、祛烦热。各种"养生粥"俨然成了爱好养生人士的最爱。但粥容易作酸，胃酸多的人不宜多食。特别是由各种杂粮煮的杂粮粥，膳食纤维含量高不易消化，所以在胃病严重阶段也要慎食少食。

2.多饮水对胃有好处吗？

"多饮水"对身体有好处似乎是现在公认的观点，但对于胃病患者，特别是一次性大量饮水，会冲淡胃液，减弱胃的消化能力，易引起反胃反酸。尤其是含糖饮料更应控制，最好忌含糖饮料。

3.胃病患者是否应少食多餐？

胃病患者应少食多餐，少食是指一次不能吃太多、太饱。很多胃病患者有这样的体会：有时真的就多吃了一口，胃马上就胀或痛。所以胃病患者不能贪吃，七分饱是一个明智的选择。我常跟患者开玩笑说："现代人不是饿坏的，可能是撑坏的"。有的人为了不浪费粮食，剩饭剩菜不舍得倒掉，全部下肚，结果得不偿失。多餐并不是指无休止地吃东西，而是餐间饿了可以再吃一点，以致使胃不至于太空、人感觉太饥饿。若频繁进食，食量又大，则胃的负担反而会加重。

4.吃水果能养胃吗？

水果营养虽好，但大多数胃病患者，吃了水果（特别是酸甜寒性的水果）都会觉得胃不舒服，易出现反胃、反酸、胃胀等症状。所以胃病患者要少吃水果，特别是寒性、味酸、含糖量高的水果，如西瓜、香蕉、哈密瓜、葡萄、梨头、草莓等。

总之，饮食上"胃以喜为补"。此名言首见于清代名医叶天士所著的《临证指南医案·虚劳》，原文为"食物自适者，即胃喜为补"。"喜"就是吃了舒服，"补"可以理解为消化吸收。告诉人们，选择食物应从自身的身体状况出发，应选择适合自己的口味，首先要吃了胃乐于接受。所以，每当患者问我吃什么好的时候，我常告诉他们："首先是吃了这个东西胃没有不舒服"，若你吃了某种东西胃就不舒服，说明这个食物目前不能吃。营养再好的食物，若吃了胃不好受，甚至胀痛，怎么来消化吸收呢？

◎ 艾草是个宝，药灸熏洗泡

说起艾草，可以说无人不知。艾草是中医疗法艾灸的主要原料；艾叶是中国传统节日"清明节"做青团的主要食材；端午时节，人们还经常把艾草与菖蒲一起置于家中或挂于门前以避邪、防蚊。夏季蚊虫肆虐，在还没有蚊香、电蚊香的年代，人们也常用晒干的艾草点燃来熏蚊、驱蚊。回想我小时候对夏日最深的记忆，就是晚饭之后，大人在屋前的空地泼上几遍水，再把干艾草点燃，孩子们抢着搬来几把竹椅木凳，然后就听父亲讲他治病救人的故事。满天星斗、艾香浮动，至今难忘。如今用艾草泡脚、艾草贴也非常风靡。至于自己动手用艾草做一个馨香枕头，送给失眠的朋友，绝对是一件拿得出手的礼物。

艾草是多年生草本或略成半灌木状植物，有浓烈香气，叶厚纸质，上面被有灰白色短柔毛，并有白色腺点与小凹点，背面密被灰白色蛛丝状密绒毛（这个特点为制作艾绒提供了有利条件）；艾草生长地分布极广，除极干旱与高寒地区外，几乎遍及全国。在农村田野、城市小区的绿化带上都会见到它的身影。

一般在春夏之间、端午前后采摘。古时以蕲州产者为佳，称"蕲艾"。《本草》载："艾叶能灸百病。"因艾叶常用于配合针灸治病，故又被称为"医草""灸草"。

艾草，性温，味苦、辛，入脾、肝、肾经。《本草纲目》记载: 艾以叶入药，性温、味苦、无毒、纯阳之性，通十二经，具有温中、逐寒、除湿等功效。

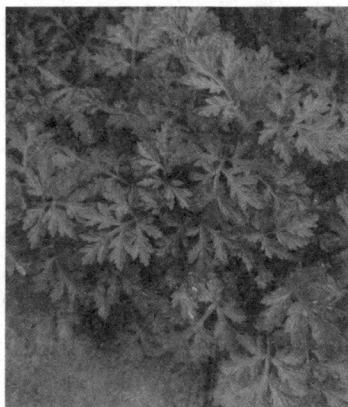

下面来谈谈艾草的应用。

艾草

一、中药饮片

艾草能温中散寒止痛，适用于虚寒性脘腹疼痛、少腹冷痛、宫寒痛经等，还能温经止血。艾草炒炭用为艾草炭，能增强止血效果，多用于妇科虚寒性月经过多、月经淋漓不净及妊娠出血等。一般多配方使用，常用剂量为 3 ～ 9g。

艾草性温热，用之容易上火，故实热、血热患者或平时体热、阴虚阳亢之人要禁用或慎用。

二、艾灸

艾草晒干捣碎得艾绒，可以直接施灸，也可制成艾条用。

灸用艾绒，越陈越好，故《孟子》中有"七年之病，求三年之艾"的说法。家庭自制艾绒，不是一件容易的事。新鲜艾草采来后要经过反复晒杵，筛选干净，除去杂质，令软细如绵，才算艾绒，方可使用。500g干艾草可得300～350g粗艾绒，适用于做成艾条用于一般灸法。如再精细加工，经过数十日晒，筛拣数十次者，500g干艾草只得100～150g细艾绒（变为土黄色者），可用于直接灸法。20世纪70年代，笔者父亲在江山坛石中学早田畈分校任兼职校医时，曾发动学校里的师生，采集了大量的艾叶，自己动手晒干、捣杵自制了很多细艾绒，用于为师生、家长和周边群众治病。至今还留有一些，现在家中所用的依旧是父亲送我的陈艾！

艾灸在临床上非常常用。通过在人体体表穴位上施灸，借灸火的温和热力及药物的作用，通过经络的传导，起到温通气血、祛除阴寒、消肿散结、扶正祛邪，达到治病和保健的目的。《医学入门》云："凡病药之不及，针之不到，必须灸之"，说明灸法有它的独到之处。

常用的艾灸的方法有艾炷灸（包括直接灸和隔物灸）、艾条灸、温针灸、温灸器灸等。艾灸适用范围很广，对内科、外科、妇科、儿科、五官科、皮肤科等疾病，应用得当，均能取得满意疗效。特别三伏天，"三伏灸"也成了人们保健治病的重要手段，与"三伏贴"的作用异曲同工，是冬病夏治、增强体质的不错选择。

如平时常灸足三里、关元、大椎、神阙等穴，能激发人体正气、提高机体的抗病能力，起到很好的防病保健的作用。

灸法注意事项：①凡暴露在外的部位，如颜面、五官等，不要直接灸，以防形成瘢痕，影响美观。大血管处和关节活动部位也不宜采用瘢痕灸。②妊娠期妇女的腰骶部、下腹部等不要施灸。③某些传染病、高热、昏迷、抽搐期间，或身体极度衰竭，形瘦骨立等忌灸。④极度疲劳、过饥、过饱、酒醉、大汗淋漓、情绪不稳，或妇女经期（月经病除外）忌灸。

三、药浴或外洗

艾草煎水药浴或外洗，可以温通气血、散寒除湿，适用于平时畏寒怕冷、四肢不温之人的保健。药理学研究证明，艾草煎剂对某些皮肤真菌有抑制作用，能杀菌止痒。局部外用，对皮肤湿疹、皮肤瘙痒、疥癣有效。也可以用于妇科阴道慢性炎症的局部熏洗。

湿疹常用处方：艾草 15～50g、白鲜皮 15～30g、苦参 15～30g、黄柏 15～30g、蛇床子 15～30g、地肤子 15～30g（局部熏洗用量小、泡澡用量大）。

注意事项：①严重心衰、严重肺功能不全、心肌梗死、冠心病、主动脉瘤、动脉硬化、高血压、有出血倾向、糖尿病、有皮肤破损者忌艾灸。②妊娠或经期妇女不宜泡药浴。③泡澡易发生晕厥，故泡后要慢慢地从浴盆中起身；若泡时出现轻度胸闷、口干等不适，可适当饮水；若有严重不适，应立即停止。④泡浴时间以泡到身体微微出汗为宜，一般泡浴时间为20 ~ 30min。若泡浴时间过长，则会出现出汗过多，易损伤人体阴液。

四、足浴

现在艾草足浴（俗称"泡脚"）非常流行，且方便实用，在一定程度上确实能起到防病保健作用。

中医认为，下肢经脉丰富，足三阴三阳经均循行于此。艾叶温热纯阳之性，能通十二经络，调理阴阳。所以艾草足浴，能通经活络、祛除阴寒、调理气血、驱逐寒湿等。

艾草还能抗菌抗病毒、抗过敏等，长期坚持泡脚，可以去除脚气、脚癣；艾草足浴能引火下行、祛虚火，可以治疗虚火上炎引起的口腔溃疡、咽喉疼痛、牙龈炎等。高血压患者还可以加用一些如丹参、红花之类的活血化瘀药一起煎汤泡脚。

艾草足浴注意事项：

（1）艾草足浴水位以达到小腿部为佳。泡脚时间不宜过长，以15 ~ 20min为宜，水温控制在37 ~ 40℃，每周2 ~ 3次即可，不宜过于频繁。

（2）泡脚时血液会流向下肢，易导致脑部供血不足，所以有时会引起头面部的气血不足，出现头晕、头痛等症状。故心脑血管疾病患者、老年人如有胸闷、头晕、低血压等症状，则要慎重泡脚。发热、糖尿病患者要在医生指导下泡脚。糖尿病患者末梢神经感知能力差，需要泡脚时，应由家人先试水温，防止发生烫伤。

（3）妇女平素月经量过多者，经期停止泡脚，以免经量更多。

（4）泡完脚后，不要马上吹风或进空调房，以免风寒外侵。若出汗口渴，可饮用温水，切忌饮用冷水。

五、制作香袋

艾草有特殊的馨香味，可以做成香袋。

香袋又称香囊，在我国端午节有佩戴香袋的习俗。一般用白芷、艾叶、藿香、薄荷、丁香、冰片等中药香料，研粉装入，能散发出天然的香气，具有开窍醒神、化湿醒脾、辟秽驱蚊等功效。

现代药理学研究也证明，这些药物之所以有芳香气味，是由于其含有大量挥发油，这些挥发油具有抗菌、抗病毒等作用。

◎ 祛湿有多法，拔罐乃其一

近年来，非常流行拔罐祛湿。常会有人问我："我湿气重，是不是需要拔罐？"这其实是两个问题，一是他是不是真的湿气重？二是拔罐能不能祛湿？

一、拔罐疗法

拔罐疗法是中医治疗疾病的一种方法。古称角法，又名火罐气、吸筒疗法，是以罐为工具，利用燃烧排出罐内空气，造

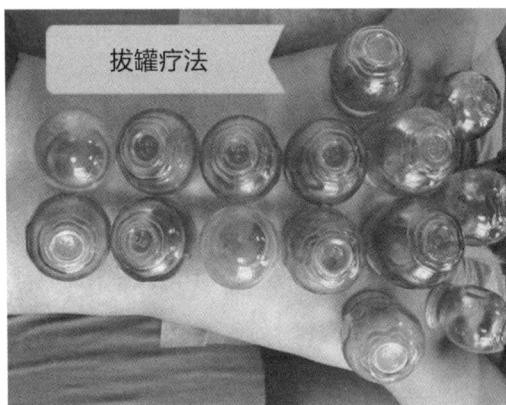

拔罐疗法

成负压，使之吸附于腧穴或应拔部位的体表，产生刺激，使被拔部位的皮肤充血、瘀血，以达到防治疾病的目的。早在马王堆汉墓出土的帛书《五十二病方》中就有记载，历代中医文献中亦多有论述，初期主要用在外科治疗疮疡时，以吸血排脓，后来随着医疗实践的不断发展，不仅罐的材料和拔罐的方法不断得到改进和发展，而且治疗的范围也逐渐扩大，可治疗外科、内科等疾病，并经常与针刺配合使用。因此，拔罐疗法成为针灸治疗中的一种重要方法。

通过吸拔，可引致局部组织充血或瘀血，促使经络通畅、气血旺盛。拔罐疗法具有活血行气、止痛消肿、散寒除湿、散结拔毒、退热等作用。其适用范围较为广泛，如风湿痹痛、各种神经麻痹，以及一些急慢性疼痛，如腹痛、腰背痛、头痛等均可应用，还可用于治疗感冒、咳嗽、哮喘、消化不良、胃脘痛、眩晕等。此外，丹毒、毒蛇咬伤、疮疡初起未溃等外科疾病亦可用拔罐疗法。父亲曾用火罐治疗疮毒的案例，奏效迅速。当然，现在美容界还流行拔罐减肥。

至于罐的种类则有很多，临床常用的有竹罐、陶罐、玻璃罐和抽气罐等。

二、湿气

中医称湿气为湿邪，是致病因素六淫邪气（风、寒、暑、湿、燥、火）中的一种。如气候潮湿、涉水淋雨、居住低洼潮湿之地等，均可以导致湿邪从外侵入人体。湿气除了外侵，还可以由内而生。脾胃虚弱者，喜食生冷、瓜果、油腻、甘肥之物者，可致脾胃功能失调，不能运化水湿，导致湿从内生。湿为阴邪，特性是重浊、黏腻、趋下，病情往往缠绵难愈。症状可见全身困重乏力、胸闷腹胀、口淡纳呆、大便溏薄黏腻、肌肉关节酸痛、舌苔厚腻等。有人形容湿气重的感受，像是穿着进了水的鞋走路，浑身不得劲。

三、拔罐祛湿

拔罐以后，有时会发现玻璃罐的内壁有一层细小的水汽，而拔罐局部的皮肤摸上去也感觉湿冷，似乎是拔罐把人体内的湿气吸出来了。但其实要祛湿，并不是那么简单的事情。拔罐能疏通经络，调节气血，平衡阴阳，增强体质，祛风除湿。一般对位于皮肤、经脉、肌肉等的湿邪效果较好，但要祛除内湿，则势单力薄，所以拔罐只能作为综合疗法中的一种。

在用拔罐疗法祛除湿气的过程中，还要注意选穴，比如除选用局部穴位外，可加脾俞、胃俞、足三里、丰隆、中脘等穴，以健运中焦脾胃，运化水湿，从而达到祛湿的目的。

另外，要想祛湿效果好，还可以采用综合疗法，如艾灸、中药等。湿邪致病，有风湿、寒湿、湿热、脾虚湿阻等的不同，只要辨证准确、施治得当，不管外湿还是内湿，中医疗效都十分确切。当然首选还是中药。

四、拔罐的注意事项

皮肤有过敏、溃疡、水肿者，及大血管分布部位，不宜拔罐。高热抽搐者，以及孕妇的腹部、腰骶部，亦不宜拔罐。

以笔者切身体验，拔罐的作用以祛邪为主，体质虚弱者不宜多用。

总之，拔罐疗法可以祛湿，但最好能配合中药或艾灸治疗，效果更为理想。

◎ 国医崇薏米，祛湿抗肿瘤

国医大师何任，是我就读浙江中医学院（现浙江中医药大学）时的校长，我们毕业那年他因年龄原因卸任校长改为担任学院顾问。因此，有同学笑称：何任是我们1978级的专任校长。1998年，我参加浙江省中医临床学科带头人培训班，有幸能再度聆听何老的讲课，课后他还为我珍藏的《何任临床经验辑要》签上大名。至今，这本书我仍在时时翻读。何任作为国医大师，非常推崇薏米的抗肿瘤作用。他在《何任临床经验辑要》一书中就说道："余所治肿瘤患者，处方中最大特点，即十之八九为用薏苡仁一味，用量为30～100g。另包，嘱煮烂，于每晨空腹时，食用半碗至一碗，或以之代早餐，必须坚持，不可间断。实践证明，凡照此办者，于肿瘤患者之康复，大有裨益。"早在1973年，何老就被查出膀胱癌，术后他自己开方调治，并坚持食用薏米粥，同时坚持工作，治病救人，直到2012年93岁高龄逝世。笔者在临床也常效仿何老，向患者推荐以薏米粥当早餐。

现将国医大师推崇的薏米做一介绍，也是我对授业恩师的一种怀念。

薏米，学名称"薏苡仁"，禾本科植物，薏苡的种仁，又名米仁、苡米、苡仁、土玉米、薏米、薏珠子、草珠珠、回回米、米仁、六谷子等。它既是常用的中药，又是百姓餐桌上的常客。薏米的特点是颗粒饱满，色白质净，入口软糯，含有丰富的淀粉、蛋白质、脂肪、钙、磷、铁及维生素等营养成分，为滋补美食。

一、薏米的主要功效

看似寻常平淡的薏米，其作用不可小觑。大家都知道薏米祛湿，然其作用远不止于此。其味甘、淡，性微寒，归脾、胃、肺、大肠经，有利水渗湿、健脾止泻、舒筋除痹、清热排脓等功效。

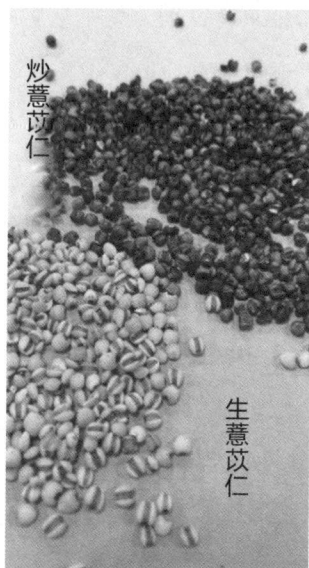

薏苡仁

入中药煎剂，一般剂量9~15g，大剂量时可以用到30~60g。大多采用复方制剂使用。

二、薏米的临床应用

（1）利水渗湿，可治疗湿邪引起的小便不利、水肿、脚气等。

（2）舒筋除痹，可治疗风湿引起的身痛、关节疼痛、筋脉拘急、手足挛急等。

（3）健脾止泻，可治疗脾虚有湿的泄泻。

（4）清热排脓，可治疗肺痈（肺脓肿）、肝痈（肝脓疡）、肠痈（急性阑尾炎、阑尾脓肿）等。

（5）据现代药理学实验证明，薏米有较好的抗肿瘤作用。有一种抗肿瘤的药物康莱特针剂，就是从中药薏苡仁中提取的有效成分，为双相广谱抗癌药，既能高效抑杀癌细胞，又能显著提高机体免疫功能。动物实验结果表明，康莱特针剂对多种移植性肿瘤及人体肿瘤细胞移植于裸鼠的瘤株均有较明显的抑制作用；具有一定的免疫功能增强作用；一定的镇痛效应；对放疗、化疗有增效、减毒作用。对于中晚期肿瘤患者，具有一定的抗恶病质和止痛作用。其适用于非小细胞肺癌和原发性肝癌的辅助治疗。

（6）薏米有降脂降糖的作用，所以糖尿病、脂肪肝、高脂血症的患者平时可以多食薏米。薏米粥也是肥胖之人作为减肥餐的不错选择。

（7）薏米有美容作用，常食可以保持人体皮肤光泽细腻，消除或改善粉刺、雀斑、老年斑、妊娠斑、蝴蝶斑，对脱屑、痤疮、皲裂、皮肤软疣、皮肤粗糙等都有良好疗效。

三、应用薏米的注意事项

（1）薏米其性滑利，药理实验证明，对子宫平滑肌有兴奋作用，能促使子宫收缩因而有诱发流产的可能，故妇女妊娠早期忌食。

（2）薏米性寒，对于脾虚无湿者，不适合长期大量食用。

（3）利湿容易伤阴，所以阴虚患者不宜多食、久食。

四、储存与食用方法

市场选购要注意薏米的质量，必须一看二闻，判定是否霉变。以颗粒饱满，色白质净，无异味为佳。

储存薏米需要遵循低温、干燥、密封、避光四个原则。其中，低温是最关键的因素。购买的袋装密封薏米，可从包装上的日期起算，保质期不应超过6个月，开袋后要尽快食用。散装的更容易变质，产生黄曲霉毒素（致癌物质）等，可危害人体，所以尽量放入冰箱内冷藏保存。

薏米较难煮熟，煮前需用温水泡2～3小时，使其充分吸水，或用炖煲慢炖。笔者常用薏米与大枣、莲子及其他五谷杂粮如豆类、小米、玉米、花生等一起炖煮作为早餐食用。

秋风瑟瑟伤津气，
鲜果累累化燥邪

　　一般每年 8 月 7 日或 8 日，为"立秋"节气。立秋一过，即使依然是酷日烫如滚油，但心底里还是暗生出一丝西边太阳快要下山的畅想。描写秋天的词句一一浮现：秋高气爽、秋风红叶、丹桂飘香、春华秋实……

　　秋之时令主气为燥，燥邪为病，最易伤津。秋气通于肺。

◎ 酷暑盼秋早，秋养早知道

立秋时节，并非只是对艰难度夏的人们的一种精神安慰，细观自然还是有些换季的迹象。古人将"立秋"分为三候："一候凉风至；二候白露生；三候寒蝉鸣。"意思是说立秋过后，刮风时人们会感觉凉爽，大地上早晨会有雾气产生，秋天感阴而鸣的寒蝉也开始鸣声凄切。

从中医和养生的角度考量，秋季有什么主要特点？人体如何做到应时之变以天人相适？是否需要弥补夏日之耗损且为过冬作储备？

《黄帝内经素问·四气调神大论》中云："秋三月，此谓容平。天气以急，地气以明。早卧早起，与鸡俱兴。使志安宁，以缓秋刑。收敛神气，使秋气平，无外其志，使肺气清，此秋气之应，养收之道也。逆之则伤肺，冬为飧（sūn）泄，奉藏者少。"意思是：秋季是万物成熟收获的季节，自然景象因万物成熟而平定收敛。此时，天气劲急，地气清明。为适应这一时令，人应该早睡早起，和鸡的活动时间相仿为宜，以保持神志的安定宁静，缓和秋季肃杀之气对人体的影响。收敛自己的心绪，控制自己的感情，以适应秋季容平的特征。不使神志外驰，以保持肺气的平和清肃功能，这便是适应秋令的特点而保养人体收敛之气的方法。若违逆了秋气收敛，便会伤及肺脏，使提供给冬藏之气的条件不足，冬天就会发生飧泄（飧泄是中医病名，指大便泄泻清稀，并伴有不消化的食物残渣）。

天人相应，秋在五行中属燥。燥邪为病，最易伤津。秋气通于肺，中医有"秋燥"一说，是指人体在秋季感受燥邪而发生的症状，并把秋燥分为"温燥"和"凉燥"。"温燥"常见于初秋时节，天气热或久晴无雨，人体感受燥邪，往往带有夏暑的余热，表现出燥热、头痛、干咳少痰、咽干口燥、小便量少、大便干结，治疗以清热滋润为主。"凉燥"见于深秋天气转凉之时，人体感受燥邪，导致津液耗损，出现皮肤干燥和体液丢失等症状。凉燥往往带有近冬的寒气，患者会出现恶寒、微有发热、鼻塞流涕、咽痒咳嗽、痰白而稀、头微痛、无汗等症，治疗以祛寒滋润为主。

秋季养生原则如下。

一、养肺为要

秋气内应肺。肺是人体重要的呼吸器官，是人体真气之源，肺气的盛衰关系到寿命的长短。秋季气候干燥，很容易伤及肺阴，使人患鼻干喉痛、咳嗽胸痛等呼吸系统疾病，所以饮食应注意养肺。

（1）要多吃些滋阴润燥的食物，如银耳、甘蔗、燕窝、梨、芝麻、藕、甲鱼、乌鸡、猪肺、豆浆、饴糖、鸭蛋、蜂蜜、核桃、糯米等；可做成百合莲子粥、银耳冰糖糯米粥、杏仁川贝糯米粥、黑芝麻粥等，以起到滋阴润肺养血的作用。其中最经典的要数"冰糖炖雪梨"，既美味又润肺养阴。若干咳日久不愈，还可以加川贝同炖。

（2）指腹掐按鱼际穴和少商穴去肺火。当燥热伤肺，出现如喉咙干燥疼痛、红肿以及咳嗽等，可用指腹掐按鱼际穴和少商穴，每次掐按数十次，或少商穴点刺放血，以起到去肺火作用。少商穴位于大拇指内侧，指甲角根角旁一分。鱼际穴位于手外侧第一掌骨中点桡侧，手掌赤白肉际处。

二、注意养阴

秋季气温开始降低，雨量减少，空气湿度相对降低，气候偏干燥，人们易出现口干咽燥、干咳少痰、皮肤干燥、便秘等症状，故秋季养生要注意养阴。

要多喝水，以补充夏季丢失的水分；多接地气，秋季走进大自然的怀抱，漫步田野、公园，助于养阴；避免大汗淋漓，汗出过多会损人体之"阴"，因此，秋季锻炼要适度。

另外，可多食梨、荸荠、莲藕汁等清热生津的食品。

三、调理脾胃

"长夏应脾而变化"。中医认为，湿为阴邪，好伤人阳气，尤其是脾阳。夏令大量食用瓜果，已使肠胃抗病力下降，立秋后特别是长夏时节，若再大量食用性味寒凉的瓜果，则助湿邪损伤脾阳，脾阳不振，不能运化水湿，腹泻、下痢、便溏等急慢性胃肠道疾病就会随之发生。故立秋之后，脾胃虚寒者应尽量少吃寒凉食物或生食大量瓜果，多吃熟、温、软、开胃、易消化食物。少吃辛辣刺激油腻类食物。

四、适时进补

俗语说"春困秋乏"，夏季人体超常的消耗极易引起秋乏，常表现为倦怠乏力、精神不振等。那如何缓解秋乏呢？常言道："秋季进补，冬令打虎"。"虚者补之"，至于具体如何进补，仍需辨证论补，方能有效。

所谓"药补不如食补"，进补应以食补为先。秋季食补以滋阴润燥为主，如乌鸡、猪肺、甲鱼肉、燕窝、银耳、蜂蜜、芝麻、核桃、藕、秋梨等。若食补不效，则可考虑药补。常用的药物有西洋参、沙参、石斛、玉竹、天冬、麦冬、百合、女贞子、干地黄等。

五、起居适宜、锻炼适当

秋季应做到早睡早起，注意适时添加衣物。虽说"春捂秋冻"，但老年人和体质较弱者，对这种变化适应性和耐受力较差。特别是深秋，更应注意保暖。

要注意保持内心宁静，情绪乐观，舒畅胸怀，避免悲伤情绪。

秋季运动可根据个人情况，选择不同的运动项目进行锻炼，如快步走、瑜伽、爬山、太极拳、游泳等。长期坚持可增强心肺功能。注意不要大汗淋漓，重伤阴液。

◎ 秋色数银杏，白果表孝心

笔者对白果情有独钟。

一是因为我家门前有一排银杏树，每年秋季，银杏叶还没有转为金黄色，银杏果就已经成熟了。一阵秋雨过后，银杏果零落一地。每当雨后早晨或者傍晚散步，总会习惯性地聚焦到银杏树下。现在小外孙来我家，也会拎起小篮子说："外婆，我们捡白果去吧。"

二是因为父亲患有慢性支气管疾病，每天吃上五六颗蒸熟的白果，说感觉不错！因此，弯腰拾白果就成了每年我家的保留项目。将捡来的白果，泡烂去皮，洗净晒干，打包冷藏。父亲往往能吃上一年还尚有余量，还可以分送一些给需要的亲戚、朋友。

银杏树具有一定观赏价值。

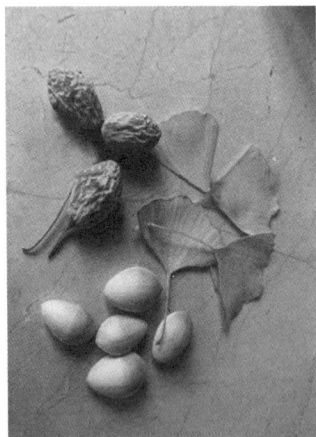

银杏、银杏叶、白果

因其枝条平直，树冠呈较规整的圆锥形，大片的银杏林在视觉效果上具有整体美感。银杏叶在秋季会变成金黄色，在阳光的照射下非常漂亮，常被摄影爱好者作为拍摄对象。

银杏树的果实叫白果，银杏树又名白果树。银杏树生长较慢，是树中的老寿星，在中国就有 3000 年以上的银杏树。银杏树在自然条件下从栽种到结银杏果要 20 多年，40 年后才能大量结果。因此又有人把它称作"公孙树"，有"公种而孙得食"之义。江山将白果叫作"鸭脚"，大概是银杏叶形似鸭掌之故。银杏雌雄异株，只有雌株才会结果。一般 3 月下旬至 4 月上旬萌动展叶，4 月上旬至中旬开花，9 月下旬至 10 月上旬果子成熟，10 月下旬至 11 月，落叶纷纷，一地金黄。

白果为药食两用之品，可养生延年，在宋代被列为皇家贡品。笔者有每日食用白果的习惯。就食用方式来看，可以炒制、烤食、煮食、配菜、糕点、蜜饯、罐头、饮料和酒类等。白果性平，味甘苦涩，有小毒，入肺、肾经。作为药用的常用剂量为每天 6 ~ 9g。

明代李时珍《本草纲目》中记载："熟食温肺益气，定喘嗽，缩小便，止白浊……生食降痰、消毒杀虫。"常用以治疗支气管哮喘、慢性支气管炎、肺结核、白带、淋浊、遗精、遗尿等疾病。治疗哮喘的方子定喘汤里就有白果。白果还有祛斑平皱，治疗疮、癣的作用。现代科学证明，银杏果仁有抗大肠杆菌、白喉杆菌、葡萄球菌、结核分枝杆菌、链球菌等作用。

银杏叶提取物具有促进循环、抗氧化、抗衰老、抵抗痴呆等作用。通过现代化技术，银杏叶发挥了更大的作用。如银杏叶片能活血化瘀通络，用于治疗瘀血阻络引起的胸痹心痛、中风、半身不遂、舌强语謇等。银杏叶中所含有的黄酮成分还可以阻碍色素在真皮层的形成与沉着，达到美白肌肤与防治色素斑块的作用。

需要注意的是，银杏叶不能与茶叶、菊花等一同泡茶饮用。银杏叶内含有大量有毒的银杏酸，如果采来的叶子未经过深加工和炮制，鲜叶里面所含有的银杏酸含量高达 3000 ～ 4000ppm。特别需要注意的是，由于银杏酸是水溶性的，而其中有药用价值的银杏黄酮等是脂溶性的，泡水冲饮会导致将有毒物质溶出，饮用容易造成中毒。所以，不要擅自采摘叶子泡茶饮用。

银杏种仁特别是胚和子叶中的银杏酸、银杏酚和银杏醇等有毒物质，生食或熟食过量会引起中毒。白果内含有氢氰酸毒素，毒性很强，遇热后毒性减小，故生食更易中毒。中毒多发生于儿童，年龄越小越容易中毒。一般中毒剂量为 10 ～ 50 颗，中毒症状发生在进食白果后 1 ～ 12 小时。中毒表现为头痛、头晕、恶心、呕吐、腹痛腹泻、高热、烦躁、恐惧、抽搐、牙关紧闭、大小便失禁，少数病例可见触觉、痛觉消失，肢体弛缓性瘫痪，严重时可出现呼吸急促，口唇及指甲发绀，喉中痰鸣，甚至呼吸衰竭。为预防白果中毒，不宜多吃（一般熟食每日 6 ～ 7 颗，儿童食用不要超出 5 颗），切勿生食。

　　特别需要温馨提示的是，为了安全服用白果，自己采捡的白果，先在水中浸泡至外皮发软，因其外皮有一定的腐蚀性，需戴上橡皮手套（不然会使手指脱皮），一个一个捏出白色果仁，洗净晒干。药用煎服者，晒至干燥备用；若一般食用，不需晒太干，一般晒2～3天即可，以免影响口感。可放至冰箱速冻，需要时再取出，如此存放一年无碍。

◎ 橘子全身宝，性温慎多尝

宋代大诗人苏轼曾专门写过一首词《浣溪沙·咏橘》："菊暗荷枯一夜霜。新苞绿叶照林光。竹篱茅舍出青黄。香雾噀人惊半破，清泉流齿怯初尝。吴姬三日手犹香。"说的是霜冻过后，菊萎荷残，青黄橘子亮丽登场。破开橘

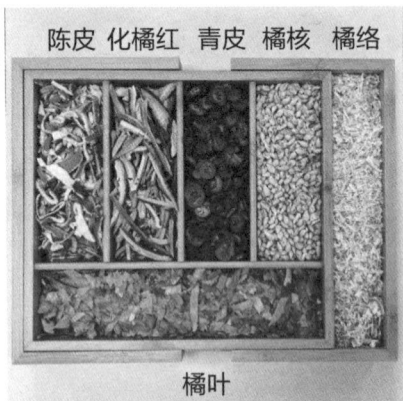

橘子全身宝

皮，芳香的油腺如雾般喷溅；初尝新橘，汁水在齿舌间如泉般流淌。吴地女子的手剥橘子后，过了三日还手有余香。

苏轼把吃橘子的情景描写得非常生动诱人。

许多人因为橘子肉味美、食用方便，就对橘子爱不释手。橘子真正说得上全身是宝，不仅果肉的营养价值高，其皮、络、叶、核皆可入药。

一、橘子果肉

橘子果肉，味甘酸，性温，具开胃理气、止咳润肺、解酒醒神之功效，含水分高，能够生津止渴，富含维生素C、胡萝卜素、叶酸等，且具有抗氧化、抗过敏的作用。橘子果肉可预防冠心病和动脉硬化，老年人平时可以适当多吃些橘子，能够降低冠心病、中风及高血压的发生风险。

二、橘子皮

1.陈皮

橘子的成熟果皮入药称为"橘皮"，因其越陈越好，故又叫"陈皮"。以广东新会产的陈皮为最佳，叫"新会陈皮"。

陈皮，味辛、苦，性温。归脾、肺经。具有理气健脾、燥湿化痰、和胃消食的功效，常用于治疗胸腹胀痛、胃痛、食积、痰多而稀薄等。《本草纲目》记载："其治百病，总是取其理气燥湿之功，同补药则补；同泻药则泻；同升药则升；同降药则降。"意思是说陈皮能"治百病"，并且只要搭配得当，能补、能泻、能升、能降，用这样的字句记叙一味药的功效，可以说陈皮的药用价值是独一无二的了。

在吃生冷、油腻等不易消化的食物出现胃胀后，来上一杯陈皮茶，每每胀消胃和。平时脾胃寒湿较重之人，易胃胀腹泻、痰多稀薄、舌苔白腻的，可以常饮陈皮茶；在煮肉时放上几片橘皮，既可以让肉有橘皮的清香，又可以减少肉的油腻感。

2.青皮

橘子的幼果或未成熟果实之青色外皮，名"青皮"。

青皮，味苦、辛，性温，能疏肝破气、消积化滞。因其有破气之功，故气虚之人要慎用！常用于治疗肝郁气滞所致的胸胁胀满、胃脘胀闷、疝气、食积、乳房作胀或结块等症。

3.化橘红

橘的干燥外层果皮（去除皮内白色部分）叫"化橘红"，味辛、苦，性温，能理气宽中、燥湿化痰。可以治疗痰湿引起的咳嗽痰多、胸闷而喘、腹胀食少难以消化等症。

三、橘络

橘瓤上的网状筋络叫橘络。味甘、苦，性平。归肺胃经。有通络化痰、理气活血的功效。常用于治疗痰滞咳嗽、气滞血瘀所致的胸胁疼痛等症。

橘络中维生素 P 含量高，且含一种名叫芦丁的营养素，这种物质能使人的血管保持正常的弹性和密度，减少血管壁的脆性和渗透性，所以可以保护血管，防止脑出血的发生。橘络除了药用外，也可以直接食用，或用来泡水饮用。许多人在食用橘子时，都喜欢把橘络剥得干干净净，其实不妨连着橘络一起食用，更有益于身体健康。

四、橘核

橘子的果核叫"橘核"。橘核味苦，性平，归肝、肾经，有散结、理气止痛的功效。临床常用来治疗睾丸肿痛、小肠疝气等症。

五、橘叶

橘叶味苦、辛，性平，归肝经，可以疏肝理气、消肿散结、化痰杀虫，用于治疗肝郁气滞痰凝引起的乳房结块、胸胁胀痛、疝气，还可以杀蛔虫、蛲虫等。

如上所述，橘子不愧为全身是宝，但也并非多多益善。食用时，需要注意下面两点：①橘子性温，吃多容易上火。特别是在本就干燥的季节，一般每天以1～2个为宜，平时热性体质容易上火之人，应少食、慎食；②橘子味酸甜，胃酸过多的胃病患者要慎食。

◎ 神奇数三七，用法有妙招

近年来，很多人，也包括我自己，开始日常服用三七粉。也经常有人咨询我：三七有什么作用？怎么吃？我能吃吗？原本作为治病良药的三七，如今竟已转变成了人们养生保健的常用佳品。那么，三七到底有何能耐被如此热捧？下面就来了解一下三七的作用，以及哪些人适合吃和怎么吃？

三七又称为田七、参三七，为五加科植物三七的干燥根和根茎，主产于云南、广西等地，每至秋季 9～10 月成熟采摘，是一味传统名贵中药。其味甘、微苦，性温，归肝、胃经，能散瘀止血、消肿定痛，可用于治疗咯血、吐血、衄血、便血、崩漏、外伤出血、胸腹刺痛、跌扑肿痛等。

现代药理学研究发现，三七的有效成分为三七皂苷、三七素、三七氨酸、黄酮苷、挥发油以及氨基酸等，具有活血化瘀、止血、抗血栓、消肿止痛、抗炎保肝、抗心绞痛、抗肿瘤、降血脂等多种功效，目前已经广泛应用于心脑血管系统、血液系统、神经系统以及免疫系统等疾病的临床治疗中。

三七能活血、止痛。《本草纲目》记载："三七近时始出，南人军中用为金疮要药，云有奇功。"三七疗伤，众人皆知，"三七去老伤"。三七的活血止痛作用造就了它在治疗跌打损伤中的重要地位，许多中成药中都有它的身影，如著名的云南白药。三七用于治疗创伤出血、吐血、衄血、咳血等。对跌打诸伤，无论轻重，出血者开水送服；瘀血肿痛及未出血者，温黄酒送服，每次用量 0.25 ～ 0.5g，每日 4 次。

含三七的云南白药除了用于治疗创伤出血、跌打损伤、血肿疼痛等伤科疾患外，还可用于治疗慢性胃炎和消化性溃疡出血、复发性口腔溃疡（用白药粉吹敷溃疡面）；治疗带状疱疹（用 75% 酒精或白酒调成糊状外敷患处，每日 3 ～ 5 次，溃破者可用药粉吹敷局部）；治疗冻疮，将云南白药粉撒在冻疮溃疡处，再用消毒纱布包扎，未溃疡者用白酒调敷并注意保温。

三七具有活血散瘀的功效，能抗血小板聚集、抗血栓形成、抗肝纤维化等，所以可以防治冠心病、心绞痛、心肌梗死、肝纤维化等疾病。含有三七的常用中成药如复方丹参片（滴丸）由丹参、三七、冰片组成，具有活血化瘀、理气止痛的功效，可用于治疗气滞血瘀所致的胸痹，症见胸闷、心前区刺痛。复方丹参片是治疗冠心病、心绞痛的常用药。

三七不仅能活血还能止血，止血不留瘀，活血不出血，是中药里不可多得的既能活血又能止血的药物。三七的止血功效较为突出，素有"止血金不换"和"止血神药"之称，中药书都把它归类在"止血药"中，可以广泛用于各种出血，如咯血、吐血、鼻出血、便血、尿血、子宫出血、外伤出血等。

三七还有补血的作用。《本草纲目拾遗》记载："人参补气第一，三七补血第一，味同而功亦等，故称人参三七，为中药中之最珍贵者。"三七和人参在外观上颇为相似，属于同科植物，但它们属于同宗不同效。现代药理学研究证明，三七所含的人参皂苷 Rg1 和 Rb1 是促进造血的有效单体，能促进血红蛋白、骨髓粒细胞和红细胞等各类血细胞的分裂生长和增殖，具有明显的造血功能。

一个食疗土方叫"三七炖鸡汤"，在孩子的青春期发育时，可以益气补血，促进其生长发育。鸡肉有温中益气、补虚填精、健脾养胃的功效。与三七同炖，有益气养血、生精补脏、化瘀止痛、养血明目的作用。

现代药理学研究表明，三七具有清除自由基、抗炎、抗氧化、抗细胞凋亡、提高免疫力等多种生物学作用，还有抗疲劳、促进记忆，可从多途径发挥抗衰老的作用。所以，一般老年人适合常服三七粉。许多老中医在介绍养生经验时，也常会说到三七粉的好处。

三七的多种活性成分如三七总皂苷（其主要成分为人参皂苷 Rh2、人参皂苷 Rg1、人参皂苷 Rc 等）具有高效性、低毒性、多靶点抗肿瘤的优势。它能够通过抑制肿瘤细胞增殖及转移、促进肿瘤细胞凋亡等途径发挥抗肿瘤作用。所以，三七可以作为肿瘤患者的辅助用药。

三七作为养生保健品，特别适合"三高"、心脑血管疾病、老年人等人群服用。有人会说，既然三七有这么好的作用，是不是人人可服？其实不然，脾胃虚弱者、肠胃功能差者、孕妇，以及哺乳期、经期妇女要慎服或忌服。

三七饮片入汤药煎服，常用剂量为一天 6～9g；三七粉吞服，一天 1.5～6g，一般为 3g。因三七味苦，吞服口味差，可将三七粉倒入碗中，用沸水少量冲泡，再加适量牛奶搅拌均匀吞饮。

三七用于活血祛瘀、消肿定痛、止血时，多生吃；用于补血、补益身体，多熟吃。

另外，三七性温，若大量长期服用，可能会出现上火的症状，如口舌生疮、牙龈肿痛等；少数人服后有恶心呕吐或过敏现象，不可不知。若出现上述情况应立即停服。总之，要按需服用，自己难以把握者可以咨询中医师后再服用。

◎ 木瓜也是药，止汗治抽筋

说起木瓜，人们首先想到的是，这是一种可以"丰胸美颜"的女性食物。木瓜中确实含有丰富的营养成分，包括木瓜酶、维生素 C、维生素 A 等。成熟木瓜的剖面容易与女性的子宫产生联想，有人认为木瓜中木瓜酶能刺激女性激素分泌，由此认为木瓜可以"丰胸美颜"。但木瓜酶其实是一种蛋白质，在人体消化道中很快会被胃蛋白酶分解，不会有完整有活性的木瓜蛋白酶在体内发挥作用，因此，靠吃木瓜丰胸之说并不靠谱。

关于木瓜的药用，南北朝刘宋·雷敩所撰的我国最早的中药炮制学专著《雷公炮炙论》中记载："木瓜为蔷薇科落叶灌木贴梗海棠或木瓜的成熟果实，安徽宣城产者胜，为地道药材，故又称宣木瓜"。《本草纲目》载其"主治湿痹邪气，霍乱大吐下，转筋不止"。

转筋，是指肢体筋脉牵掣拘挛，疼痛扭转。常发于小腿后侧，亦可见手足转筋，甚则也有腹部转筋。转筋可由多种原因引起，由疾病引起的多见于缺钙、痉挛型脑瘫；非疾病因素引起的如身体疲劳、运动中肌肉收缩、寒冷刺激、局部循环不良、运动姿势不正确或运动不协调、情绪过度紧张等。临床所见，以缺钙、寒冷刺激为多见，夜间多发，尤其是老年人。

中医认为，木瓜味酸入肝（肝主筋），能益筋和血，善舒筋活络，且能祛湿除痹，为治湿痹筋脉拘挛之要药。临床上，一般只要患者诉说

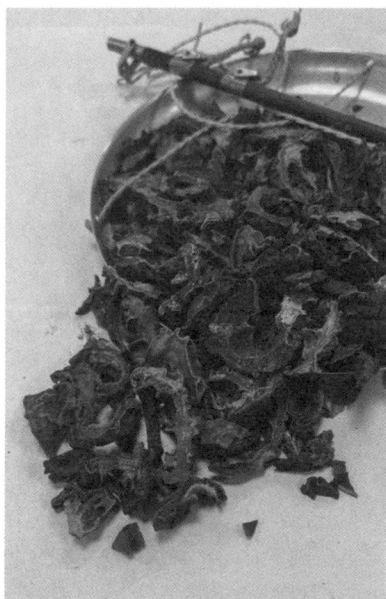

木瓜

有小腿抽筋的症状，笔者每每在方中加用木瓜，都会收到良好的效果。

遇到单纯小腿转筋，可以单用木瓜，干品 15 ~ 30g，煎汤服用；鲜品适量，一次半只左右炖服。顽固、严重的转筋患者，或有其他疾病时，需要医生在复方中辨证使用。若因寒冷刺激引起，要注意局部保暖。特别是夏季，夜间往往开着空调、铺着凉席睡觉，容易导致腿部受凉，出现转筋。此等情况，穿长裤睡觉保暖，常可免于转筋之苦。

木瓜，味酸，能收、能涩，具有收敛固涩的功效，能缩泉止汗。古书《霍乱论》曰："木瓜……缩小便。"下面一则小故事可

以窥见木瓜的缩小便的作用。清代汪昂在《本草备要》中记载：一船途经金陵，因船员喜爱木瓜的芳香，便大量购置放于舟中，不久船员们即因解不出尿而痛苦不堪，医以利水通淋治疗亦未见效，遂请名医郑某诊治。郑氏一登船便闻及木瓜的香气逼人，便笑说，搬去此物，溺即出矣。船员们遂将木瓜尽投江中，果然不药而愈。实为船上有大量木瓜而致酸涩太过，导致小便困难，所以搬去木瓜便自愈了。

在许多少数民族药用中，如景颇药、德昂药、瑶药等，鲜木瓜还可用于治疗妇女产后缺乳、乳少。

通过对木瓜的深入研究证实，木瓜果实含有番木瓜碱、木瓜蛋白酶、凝乳酶、胡萝卜素等，并富含17种以上氨基酸及多种营养元素。其中所含的齐墩果成分是一种具有护肝降酶、抗炎抑菌、降低血脂等功效的化合物。其维生素C的含量是苹果的48倍，常吃木瓜可以软化血管、抗菌消炎、抗癌防癌、增强体质。虽说木瓜丰胸缺乏科学依据，但其营养丰富，与燕窝、椰奶、枸杞子等同炖，不失为一款养颜美容的美味佳肴！

木瓜好处虽多，但也不是多多益善、人人皆宜。木瓜味酸，脾胃功能弱而多酸者不宜多食。实验证明，木瓜对豚鼠子宫有明显的收缩作用，故孕妇慎食；小便困难者，不宜食用。

◎ 豆豆皆两用，效用各不同

民以食为天。随着经济发展，吃饭不愁之后，营养和养生成为时兴的话题。"食不厌精，脍不厌细"的说法，科学证明是有误区的。杂粮以其丰富的营养成分，日益受到老百姓的青睐。杂粮中的豆类是大众餐桌上的常客，更是许多素食者补充蛋白质的主要来源。

豆类主要是指豆科植物的种子或荚果。品种很多，如黑豆、绿豆、黄豆、红豆、白扁豆、蚕豆、豌豆、荷兰豆、四季豆、豇豆等。它们有一个共同的特点，基本上都是药食两用之品。

豆类富含蛋白质，其蛋白质的氨基酸组成与动物性蛋白质近似，是优质蛋白质。而且，豆类还富含植物油脂，尤其是不饱和脂肪酸含量较高，同时也含有较丰富的 B 族维生素。豆类不仅含有丰富的营养，如钙、磷、铁等无机盐，而且易于消化、吸收。豆腐、豆浆、豆芽菜等豆制品营养价值也很高，而且比干豆类更容易消化吸收。很多女性青睐豆类食品，因为豆制品中含有一定的雌激素，对女性有益。其实对男性的好处也不少。

下面介绍几种最常用的豆类。

一、黄豆

黄豆是豆类中，营养价值最高的，也是加工豆腐、豆腐干、腐皮腐竹、豆浆、豆芽等豆制品的主要原料。黄豆富含蛋白质、脂肪，还有卵磷脂和多种维生素。与其他食品比较，仅蛋白质一项，黄豆比瘦肉多一倍，比鸡蛋多两倍，比牛乳多一倍。

（1）黄豆中的皂草苷可延缓人体衰老。

（2）黄豆中的卵磷脂可除掉血管壁上的胆固醇，软化血管。

（3）黄豆中的抑胰酶，对糖尿病有一定疗效。

（4）黄豆中磷含量可观，对大脑神经非常有益，对于神经衰弱及体质虚弱者，常食黄豆有益。

（5）黄豆中富含的铁质，对缺铁性贫血患者大有裨益。

二、绿豆

绿豆富含维生素 A、维生素 B、维生素 C 等。其性味甘、凉。具有清热解毒，消暑利水的作用。绿豆粉可以治疗疮肿烫伤，绿豆皮可以明目，绿豆芽还可以解酒。夏季常喝绿豆汤，不仅能增加营养，还对糖尿病、高血压、动脉硬化、肠胃炎、咽喉炎及视力减退等病症有一定的疗效。

绿豆汤是中国民间传统的解暑佳品。绿豆芽也是老百姓喜食的价廉物美的菜肴。

三、黑豆

黑豆含有蛋白质、脂肪（主要含不饱和脂肪酸），还含有丰富的维生素、卵磷脂、黑色素等物质。

中医认为，黑色入肾。黑豆味甘、性平，有补肾强身、活血利水、解毒的功效，特别适合肾虚者食用。

（1）古代养生家认为，每晨吞黑豆十四枚，谓之五脏谷，到老不衰。

（2）久服黑豆能使皮肤变得细嫩有光泽，防止皮肤产生黑斑。

（3）肾虚导致的腰痛、耳鸣者可取黑豆50g、狗肉500g一起煮烂，加入调味品食用。

（4）黑豆还有"乌发娘子"的美称，用它制成的豆浆、豆腐等，是肾虚导致的须发白、脱发者的食疗佳品。

黑大豆的种皮药名叫"穭豆衣"，俗称"乌豆壳"，味甘，性平，归肝、肾经。

（1）滋阴养血，平肝益肾。可用于治疗肝血不足、血虚肝旺或阴虚阳亢导致的头痛眩晕。

（2）滋阴清热。可用于治疗阴虚潮热盗汗。民间有个单方，治疗盗汗（俗称出冷汗），用黑豆衣10～15g煮水，饮用。据一些患者反馈，对单纯盗汗有效。

四、红豆

红豆又称赤豆，主要含蛋白质、糖类等营养成分。干豆含蛋白质 21% ~ 23%、脂肪 0.3%、碳水化合物 65%。煮粥、制豆沙食用均可。

赤豆的种子赤小豆是一味很好的中药，其味甘、酸，性平，能利水消肿，解毒排脓。可用于治疗水肿胀满、脚气浮肿、黄疸尿赤、风湿热痹、痈肿疮毒和肠痈腹痛等。浸水后捣烂外敷，可治各种肿毒。

市场上还有一种与赤小豆相仿的红豆，外形容易混淆。赤小豆呈细长形，颗粒比红豆小，红豆呈圆柱状，表面为暗棕红色（赤小豆颜色深一点）。《本草纲目》认为，赤小豆以紧小而赤黯色者入药，其稍大而鲜红淡色者为红豆，后者并不治病。故一般入药用赤小豆，而红豆主要供食用。

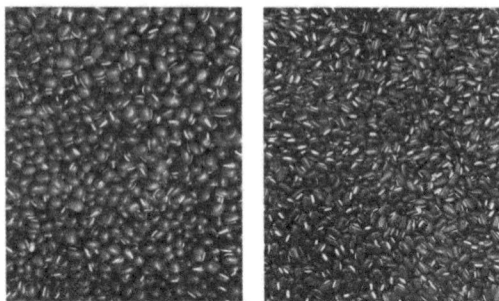

红豆　　　　　　　赤小豆

赤小豆具有利尿作用，对心脏病和肾病、水肿患者均有益。因其富含叶酸，产妇、乳母吃赤小豆或红豆有催乳的功效。赤小豆还有润肠通便、降血压、降血脂、调节血糖、预防结石、健美减肥等作用。

五、白扁豆

白扁豆，营养价值较高，矿物质和维生素含量比大部分根茎菜和瓜菜都高，嫩扁豆荚鲜嫩可口，也是笔者喜好的美食。

白扁豆的果实，是一味常用的中药，味甘、性微温，归脾、胃经，能健脾化湿，和中消暑。可用于治疗脾胃虚弱、消化不良、食欲不振、大便溏泻、白带过多、暑湿吐泻、胸闷腹胀。炒白扁豆健脾化湿，用于治疗脾虚泄泻、白带过多等症。

六、蚕豆

蚕豆含蛋白质、糖类、磷、钙、铁，维生素 B_1、B_2 和烟酸、巢菜碱甙等成分。

蚕豆性平，味甘，具有补中益气、健脾益胃、清热利湿、止血降压、涩精止带的作用。主治中气不足、倦怠少食、高血压、咯血、衄血、妇女带下等。还有健脑、降低胆固醇、预防心血管疾病、延缓动脉硬化、促进骨骼生长、防癌抗癌等作用。

在烹饪时一定要将蚕豆煮熟煮透方能食用。蚕豆的食用方法很多，可煮、炒、油炸，也可浸泡后剥去种皮作炒菜或汤。制成蚕豆芽，其味更鲜美。嫩蚕豆煮稀饭能和胃、润肠通便，对习惯性便秘有良效。

因蚕豆含有过敏因子（尤其是鲜蚕豆），所以有人吃了蚕豆会发生过敏现象，他们甚至闻到蚕豆的花粉气味后也会过敏。蚕豆过敏者大量红细胞被破坏，皮肤、眼球发黄，俗称"蚕豆黄"。蚕豆过敏是一种遗传性代谢缺陷病，患者体内缺乏 6-磷酸葡萄糖脱氢酶。对蚕豆过敏者，一定不要再吃蚕豆或其制品，有蚕豆过敏家族史者也不宜吃蚕豆。

七、豌豆

豌豆是一种营养性食品，特别是含铜、铬等微量元素较多。铜有利于造血以及骨骼和脑的发育；铬有利于糖和脂肪的代谢，能维持胰岛素的正常功能。豌豆中所含的胆碱、蛋氨酸有助于防止动脉硬化；豌豆鲜品所含的维生素 C，在所有鲜豆中名列榜首；豌豆富含膳食纤维，食之能保持大便通畅，起到清洁肠道的作用。

豌豆味甘、性平，具有益中气、止泻痢、消痈肿等功效。糖尿病、高血压、冠心病患者，以及老年人、儿童，食用豌豆都有好处。

八、四季豆

宁波人称四季豆为"眉豆"，衢州人则称其为"清明豆"。

四季豆中含有维生素 A、维生素 C、维生素 K，钾、镁、铁等微量元素。可溶性纤维（维生素 A 和维生素 C）可降低胆固醇；微量元素钾、镁，能很好地稳定血压，减轻心脏的负担；维生素 K 能增加骨质疏松者的骨密度，降低骨折的发生风险。四季豆中含有的大量铁元素，还有许多抗氧化剂和胡萝卜素，能补铁、预防感染。

四季豆味甘、淡，性微温，归脾、胃经，有调和脏腑、安养精神、益气健脾、消暑化湿和利水消肿的功效。四季豆化湿而不燥烈，健脾而不滞腻，为治疗脾虚湿停的常用之品。主治脾虚兼湿、食少便溏、湿浊下注、妇女带下过多，还可用于治疗暑湿伤中、吐泻转筋等症。

四季豆烹煮时间宜长不宜短，要保证熟透，否则会发生中毒。四季豆的有毒成分主要是皂苷和胰蛋白酶抑制物。如果四季豆未煮熟，豆中的皂素会强烈刺激消化道，出现胃肠炎症状，而且豆中含有凝血素，具有凝血作用。

九、豇豆

宁波人称豇豆为"带豆"。

豇豆含蛋白质、脂肪、淀粉、磷、钙、铁、烟酸，维生素B_1、B_2等成分。宁波美食烤菜系列中就有烤带豆，酸甜可口，不失为开胃小菜。

豇豆味甘、性平，能健脾开胃、利尿除湿。可用于治疗脾胃虚弱、食少便溏；妇女脾虚带下，或湿热尿浊，小便不利。

可能有人会问，既然豆类及豆制品营养这么丰富，又色香味俱佳，就多吃点吧！

凡事都有利有弊，豆类也并非人人皆宜，有些疾病的患者应当忌食或者少吃豆类。

（1）消化系统疾病，如消化性溃疡、急慢性胃炎患者，要忌食、少食豆类及豆制品，因为豆类嘌呤含量高，有促进胃液分泌（包括胃酸分泌增多）的作用；整粒豆中的膳食纤维还会对胃黏膜造成机械性损伤。豆类所含的低聚糖，如水苏糖和棉籽糖，虽然不能被消化酶分解而消化吸收，但可被肠道细菌发酵，能分解产生一些小分子的气体，进而引起嗝气、肠鸣、腹胀、腹痛等症状，也就是俗话说的"吃豆容易胀气"。这一点笔者深有体会，为了增加营养，家中也经常炖食杂粮粥，可每次吃了都会有不同程度的反酸、胀气（因我是个"老胃病"），因此，只能减少食用次数和食量。

（2）痛风的发病机理是嘌呤代谢紊乱，以高尿酸血症为重要特征。该病多见于高蛋白、高脂肪膳食者。食物蛋白多与核酸结合成核蛋白，其中核酸分解为嘌呤，继而分解为尿酸。因此，在痛风急性发作期要禁食含嘌呤多的食物，其中包括豆类及其制品；即使在痛风缓解期也要少吃。临床上经常会碰到因多吃豆类导致痛风发作的患者。

（3）肾脏疾病，如肾炎、糖尿病肾病、肾功能衰竭和肾脏透析患者，应采用低蛋白饮食。为了保证身体的基本需要，应在限量范围内选用适量含必需氨基酸丰富而含非必需氨基酸又低的食品。与动物性蛋白质相比，豆类含非必需氨基酸较高，故肾脏疾病患者应忌食。

◎ 降脂选食药，调养在日常

高血脂、高血压与高血糖往往相伴发生，被称为"三高"。"三高"的发病，与患者的饮食、运动有关，俗称"富贵病"，又称"现代文明病"，是人们进入现代文明社会，生活富裕后，吃得好、吃得精，营养过剩而活动量不足，从而产生的一系列非传染性的流行性代谢障碍病。

"三高"之一的高脂血症，是指脂肪代谢或运转异常，使血浆中一种或多种脂质含量超过正常值，可表现为高胆固醇血症、高甘油三酯血症，或两者兼有。

血脂过多，容易造成血液黏稠度增加，继而在血管壁上沉积，逐渐形成小斑块（动脉粥样硬化），小斑块增多、增大，逐渐堵塞血管，使血流变慢，严重时血流被中断。这种情况如果发生在心脏的冠状动脉，就会引起冠心病；发生在脑，就会出现脑卒中；如果堵塞眼底血管，将导致视力下降，甚至失明；如果发生在肾脏，就会引起肾动脉硬化、肾功能衰竭；发生在下肢，会出现肢体坏死、溃烂等。此外，高血脂可引发高血压，诱发胆结石、胰腺炎，加重肝炎、糖尿病，导致男性性功能障碍、老年痴呆等。最新研究显示，高血脂也可能与癌症的发病有相关性。

高脂血症的危害如此之多，可见如何预防和治疗非常重要！高血脂的防治，除了要控制饮食"管住嘴"、增加运动量"迈开腿"的预防措施和必要时在医生指导下用药外，本文专题介绍几种具有降脂效果的食物和家庭常用的单方中药。

一、黑木耳

黑木耳，味甘，性平，能补气养血、润肺止咳、润肠通便。可以用于治疗气虚血亏、肺虚久咳、便秘、痔疮等。

黑木耳的主要成分是黑木耳多糖，另富含膳食纤维、矿物质、维生素等。黑木耳能降低血液黏稠度，并能防止血小板聚集于血管壁，有助于防治动脉硬化、脑血管病和冠心病，是一种天然抗凝剂。木耳中还含有一种特殊的植物胶质，有较强的吸附力，可将残留在人体消化系统的灰尘杂质集中吸附，再排出体外，从而起到排毒作用。因此，被誉为"血管清道夫"。

黑木耳是一种营养丰富的食用菌。黑木耳炖肉、炒蛋更是家常菜。凉拌黑木耳，酸爽可口，更是大小饭店必备的凉拌菜。患有"三高"的人可以多吃。

但这里还是要提醒大家，并不是所有人都适合多吃黑木耳。

（1）黑木耳富含膳食纤维，容易引起腹泻、消化功能差等，所以脾胃虚寒的人，要少吃木耳，否则可能会引起胃肠胀气、腹泻等不适症状。

（2）黑木耳有抗凝作用，有出血倾向的人不宜食用。

（3）过敏体质的人尽量不食用新鲜木耳。因为新鲜木耳中含有光敏感物质卟啉，食后经阳光照射易发生日光性皮炎，而木耳经过加工干制，在暴晒过程中大部分卟啉会被分解。所以食用经晒干的黑木耳比较安全。

二、海带

海带是海藻类植物之一，味咸，性寒，具有软坚、散结、平喘、通行利水、祛脂降压等功效。

海带富含胡萝卜素、膳食纤维、甘露醇、褐藻酸、钾、钙、磷、铁、碘、海带素、岩藻多糖等。适宜缺碘、甲状腺肿大（缺碘引起者）、高血压、高血脂、冠心病、糖尿病、动脉硬化、骨质疏松、营养不良性贫血以及头发稀疏者食用。

海带含有昆布素等，可抑制胆固醇的吸收，降低血液黏稠度，预防血栓形成，清除血脂。海带炖冬瓜可作为减肥餐，减肥效果不错。

海带富含的丰富膳食纤维具有刺激肠道蠕动的作用，缩短粪便在肠道内的停留时间，可促进排便、排毒，有防治便秘、痔疮的功效。

海带也是一种味道可口的食品，既可凉拌、炒菜，又可做汤。

二、燕麦

燕麦为禾本科植物，《本草纲目》中称之为雀麦、野麦子。

燕麦，味甘，性平，能益脾养心、敛汗，可用于治疗体虚自汗、盗汗或肺结核等。

燕麦不易脱皮，所以被称为皮燕麦，具有较高的营养价值。燕麦富含镁和维生素 B_1，也含有磷、钾、铁、泛酸、铜和纤维，是一种低糖、高营养食品；富含膳食纤维，能促进肠胃蠕动，利于排便；热量低，升糖指数低，能降脂降糖。燕麦具有降低血压、降低胆固醇、防治大肠癌、防治心脏疾病的医疗价值和保健作用，已被古今中外医学界所公认。

曾有一位患者告诉我：他曾经的高脂血症就是因为坚持每天早餐只吃一碗纯燕麦粥，连续几个月后，血脂就恢复正常了。

燕麦中含有燕麦蛋白、燕麦肽、燕麦 β 葡聚糖、燕麦油等成分。具有抗氧化、增加肌肤活性、延缓肌肤衰老、美白保湿、减少皱纹和色斑、抗过敏等功效。在美国、日本、韩国、加拿大、法国等国家称燕麦为"家庭医生""植物黄金""天然美容师"。

燕麦常用的搭配食物：

（1）燕麦牛奶：有利于蛋白质、膳食纤维、维生素及多种微量元素的吸收。

（2）燕麦山药粥：可益寿延年，是糖尿病、高血压、高血脂患者的食疗佳肴。

（3）燕麦南瓜粥：可益肝和胃、润肠通便、降血压、降血脂。

因燕麦含有丰富的膳食纤维，所以患有慢性胃病或脾虚容易腹泻之人，要少吃。

四、山楂

山楂，味酸、甘，性微温，入脾、胃、肝经。具有消食健胃、行气散瘀的功效，可用于治疗肉食积滞、胃脘胀满、泻痢腹痛、瘀血经闭、产后瘀阻、高血脂等症。

中药中的各种消食药功效各有所长：麦芽主要消米、面、薯、芋等食积；谷芽消谷米之积；山楂尤善消治肉食积滞。有说煮肉时放上几个山楂，肉容易炖烂，应有此理。

笔者父母年事已高，饮食已素食为主，偶尔吃点肉食，会觉得难以消化，所以家中常备山楂片，每每吃完肉食来两片，基本无大碍。对于高血脂、高血压患者，平时可以用山楂2～3片泡水喝，可改善血压、血脂。

山楂的食用禁忌：

（1）不宜与猪肝同食。山楂中含有丰富的维生素C，猪肝中含有铜、铁、锌等金属微量元素，二者同食，维生素C加速氧化而被破坏，降低了营养价值，故山楂与猪肝不宜同食。

（2）不宜与含维生素C分解酶的果蔬同食，如黄瓜、南瓜、胡萝卜等。果蔬中均含有维生素C分解酶，与山楂同食，会破坏分解山楂中的维生素C，降低营养价值，故不宜同食。

（3）不宜与海产品同食。海产品中均含有的丰富的钙、铁、碳、碘等矿物质和蛋白质，而山楂中含有鞣酸，若与海产品同食，会合成鞣酸蛋白，这种物质会导致便秘，引发恶心、呕吐、腹痛等症状，故不宜同食。

（4）处在换牙期的儿童不宜多食山楂，多食会损伤牙齿，对牙齿的生长发育造成不利影响。

（5）妊娠期妇女不宜多食山楂。山楂有促进子宫收缩的作用，可能会引发流产、早产，故妊娠期妇女不宜多食。

（6）山楂属消积之品，味酸，平时脾胃虚弱、胃酸过多者不宜多吃或空腹吃。

五、绞股蓝

绞股蓝被称为"南方人参"，生长在南方的绞股蓝药用成分含量比较高，民间称其为"不老长寿药草"。1986 年，国家科学技术委员会在"星火计划"中，把绞股蓝列为待开发的"名贵中药材"之首位。2002 年 3 月 5 日，卫生部将绞股蓝列入保健品名单。

绞股蓝，味微甘，性凉，归肺、脾、肾经，具有益气健脾、化痰止咳、清热解毒的功效。

绞股蓝的主要有效成分是绞股蓝皂苷、绞股蓝糖苷（多糖）、水溶性氨基酸、黄酮类、多种维生素、微量元素、矿物质等。用绞股蓝煮水或泡茶饮用，有保肝解毒、降血压、降血脂血糖的功效。绞股蓝可用于治疗高血压、高血脂、高血糖、脂肪肝等症。

煎汤内服取 15 ～ 30g，代茶饮取 5 ～ 10g。

有少数人吃绞股蓝会出现恶心、呕吐、腹泻的症状，若有此不良反应，应立即停止服用。

六、决明子

决明子，味苦、咸，性微寒，归肝、大肠经，具有清肝明目、通便的功效，主治肝火旺、肝阳上亢、风热等引起的头痛、眩晕、急性结膜炎、青光眼等症。

决明子有降压、降脂、通便的作用，现多用于治疗高血压、高血脂、肥胖、脂肪肝，以及习惯性便秘等症。对于高血压、高血脂、便秘患者，可用炒决明子 10 ～ 15g 泡茶饮，长期饮用。决明子不适合脾胃虚寒、脾虚泄泻及低血压等患者。此外，决明子主要含有大黄酚、大黄素等多种蒽醌类物质，长期服用容易引起肠道病变。

七、枸杞子

枸杞子，味甘，性平，归肝、肾经，能滋补肝肾、益精明目，可用于治疗肝肾阴虚、精血不足的头晕目眩、视力减退、腰膝酸痛乏力、遗精等症。枸杞子中含有大量的蛋白质、氨基酸、维生素和铁、锌、磷、钙等人体必需的营养成分，有促进和调节免疫功能、保肝和抗衰老三大药理作用，具有不可代替的药用价值。

枸杞子含有丰富的胡萝卜素、维生素A、维生素B、维生素C，以及钙、铁等有益眼睛的必需营养，有良好的明目作用，故又名"明眼子"。

笔者父亲在刚退休的几年里，因为沉迷于写文章、编辑视频、QQ聊天等导致用眼过度，经常眼睛干涩，后来用了枸杞子、五味子、菟丝子等泡酒，每天喝上一小盅，多次表示该药酒的明目效果很好，称其为"明目酒"。

枸杞子具有明显的降血脂、调节脂类代谢功能，对预防心血管疾病具有积极作用。枸杞子既能补血，又能降血脂，是"三高"人群药食两用的美味补品，也是物美价廉的滋补品。有专家称，枸杞子有类似虫草一样的作用（价格却是天差地别）。多位高寿的老中医介绍长寿经验时，纷纷推崇枸杞子。笔者家中也经常食用。

枸杞子的食用方法很多，如泡茶、泡酒、煮蛋、煲汤、生吃等都可以，每天剂量为10～15g。

枸杞菊花茶可以说是家喻户晓的保健茶。喝后能让人头脑清醒、双目明亮，特别是对肝火旺、用眼过度导致的双眼干涩有较好的疗效，经常觉得眼睛干涩的"电脑族""手机族"，可以多喝。

当然，枸杞子属于滋补品，当有外邪实热、脾虚有湿或泄泻者忌服。

八、荷叶

"荷花宫样美人妆，荷叶临风翠作裳。"荷花因其品质高雅，常为文人墨客所赞颂，而其叶子"荷叶"却是一味物美价廉的中药。

荷叶，味苦、辛、微涩，性寒凉，清香升散，入心、肝、脾经，具有清心解暑、散瘀止血、消风祛湿的功效，主治暑热烦渴、头痛眩晕、水肿、吐血、衄血、咯血、便血、崩漏、便秘等。

现代药理学研究结果表明，荷叶有降血脂作用。能促进肠道蠕动，具有排便排毒的作用。

经常饮用荷叶茶，可以降血压、降血脂、减肥，预防冠心病、胆结石、脂肪肝、肥胖症等。泡茶每日量为 6 ~ 10g。

需注意荷叶性味寒凉，易伤脾胃。故气血虚弱、脾胃虚寒、大便溏泻者应慎用。

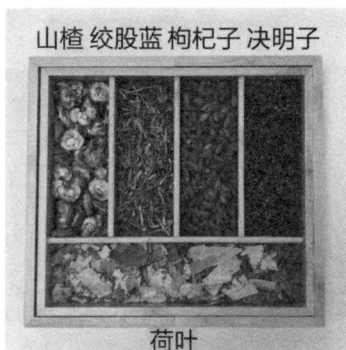

山楂 绞股蓝 枸杞子 决明子

荷叶

山楂等中药

冬至夜长精气敛，
厚积薄发待来年

冬主收藏，主水，内应于肾。

《黄帝内经·四气调神大论篇》"冬三月，此谓闭藏。水冰地坼，无扰乎阳。早卧晚起，必待日光，使志若伏若匿，若有私意，若已有得，去寒就温，无泄皮肤，使气亟夺，此冬气之应，养藏之道也。逆之则伤肾，春为痿厥，奉生者少。"

意思是：冬天是阳气闭藏的季节。生机潜伏，万物蛰藏（草木凋谢，种子埋藏在冰雪之下，动物冬眠）。水寒成冰，大地龟裂，这时人应该早点睡觉，太阳出来再起床，以顺应大自然的冬藏之机。不要轻易地扰动阳气，妄事操劳，要使神志深藏于内，安静自若，好像有个人的隐秘，严守而不外泄，又像得到了渴望得到的东西，把它封藏起来一样。要躲避寒冷，求取温暖，不要使皮肤开泄而令阳气不断地损失。这是适应冬季的气候而养藏的方法。

五脏中肾主水，对应的季节是冬季，肾为先天之本，生命之根，肾藏精，精宜藏而不宜泄，精泄多了就伤了阳气。若人们在冬天伤了阳气就是伤了肾，导致春生之气不足，春天就会发生痿厥之疾。

◎ 冬时能冬藏，春来能打虎

"春生，夏长，秋收，冬藏"，真是字字珠玑，言简意赅地将四季变化规律概括描述。

"冬藏"：一是指冬季农家把收获之物贮藏起来；二是指鸟兽冬季迁徙或蛰伏。

冬藏既是大自然植物与动物的生长规律，也是人类一条养生的原则，体现了"天人相应"的中医理论。强调人到了冬天，应该养精蓄锐、休养生息，以利来年应对春生、夏长、秋收的付出和收获。

那么，该如何冬藏呢？

一、调和情绪

冬季是万物沉寂的季节，万物萧条，人们难免产生悲伤情绪，进而滋生伤感、忧郁情绪，尤其是遇到阴雨湿冷的天气。

我们应该培养自己的乐观情绪，让自己的心情开朗起来，多出去走走，享受冬季给我们带来的别样感觉。遇到不顺心的事要积极调整情绪。可以通过倾诉、唱歌等适当的方式宣泄出来，保持心态平和。

冬季容易产生抑郁情绪与缺乏日晒有关系。我们可以通过"晒背"来养生。背部是人体阳气经脉汇集之处，经常背对日光而坐，让太阳晒暖脊背，阳气会通过背部穴位进入体内，然后输布全身。阳气充足，经脉通畅，人就可以精神抖擞。

二、注意保暖

重视保暖，是"冬藏"的重要环节，尤其是对于老弱病残。建议少吃一些寒凉食物，特别是对于体质虚寒、体质差的人。冬季应减少洗头、洗澡的次数。热水沐浴会令皮肤毛孔开泄，正气难守不说，还易导致寒邪入侵。

天气寒冷，尤其是气温急剧下降时，人们容易发生风寒感冒、风湿骨痛等病，特别是对于高血压、心脏病患者。冬天寒冷，刺激心血管，容易导致血压突然上升，导致脑出血、冠心病、心绞痛、心肌梗死等心脑血管疾病。因此，冬季应该注意随气温变化穿戴衣帽等保暖。

三、充足睡眠

冬季还应"早卧晚起"，尽量在晚上10点之前睡觉，在冬季熬夜会比平时更伤身体，并且适当增加睡眠时间，以达到"冬藏"，养精蓄锐的目的。

四、适度锻炼

冬季应适度锻炼。

一不主张太早晨练。"必待日光"再起床锻炼。

二不宜进行激烈运动，尤其是年老人群，不能运动得"汗流浃背"，以免阳气外泄。同时，也要避免因出汗受寒而造成风寒感冒，最好的活动还是散步、慢跑与打太极拳等。

三不提倡"冷"健身（如冬泳、洗冷水澡）。虽然有些人长期坚持如此，但"冷"健身有悖中医养生理论，故而中医不提倡。

五、按需进补

俗话说："冬令进补，春天打虎。"

冬季是为健康"储蓄"的好时节，也就是进补的最佳时机。凡先天不足，后天失调，久病体虚，劳力过度，劳神内耗，产后、术后及亏虚早衰者，均适合冬季进补。进补的时间，可以从入冬开始，冬至最佳。

进补的方法很多，食补、药补均可。要根据个人体质的不同，选择补阴、补阳、补气、补血、补益五脏。如甲鱼、龟甲胶可补阴；羊肉、狗肉、鹿角片（胶）可补阳；人参、黄芪可补气；阿胶、熟地可补血；冬虫夏草可补益肺肾；枸杞子可补益肝肾；莲子、芡实可补脾等。

近年来，服膏方进补成了冬季热门养生项目。确实，膏方服用得当，能起到很好的强身健体的作用。前不久，我的一位老患者来找我，见面就说，"自从去年服了您开的膏方后，今年上半年就没怎么生过病"。原来这个人以前一年四季大小毛病不断，三天两头来找我开中药。

需要注意的是：进补不能盲目，补不对症，会适得其反。临床上，经常会碰到补出问题的人。所以，进补最好在中医生指导下进行。

◎ 冬令服膏方，备注莫遗忘

智者，顺天而行，乘势而为。

根据中医理论，冬季是一年中进补的最好季节。古往今来，膏方是人们"冬令进补"的首选。

随着生活水平的不断提高，人们越来越讲究"冬令进补"。膏方处方因人而异、服用方便、效果绵久，成为进补人群的不二之选。

膏方，又叫膏剂、膏滋，以其剂型为名，属于中药的常用剂型之一。膏方是根据不同体质、不同临床表现，在复方汤剂的基础上而确立的处方，经浓煎后掺入某些辅料而制成的一种稠厚状半流质或冻状剂型。膏方是一种具有营养滋补和治疗预防综合作用的成药。

膏方适用广泛，凡先天不足，后天失调，慢性疾病，久病体虚，劳力过度，劳神内耗，产后、术后及体虚早衰、亚健康状态者均可选用。但膏方虽好，却并非人人皆宜。

笔者在临床上发现有不少患者服膏方后出现了不良反应。

为此，有必要说明一下服用膏方时需要注意的一些问题，以供大家参考。

一、不适宜服膏方人群

（1）膏方是一个服用时间比较长、药物组成不能随时更换的成药，所以病情不稳定、对药物特别敏感的人群，最好还是服用中药汤剂。

（2）膏方中常用一些如阿胶、鹿角胶、龟甲胶、芝麻、核桃肉等滋腻难消化之物，故平素肠胃功能弱、易腹胀腹泻之人，不要盲目服用膏方。

（3）身体健康、生长发育正常的小儿、青少年不提倡进补。盲目进补可能会导致性早熟。

（4）急性病和有感染者不宜服用膏药。如感冒、发热、结核病等。盲目进补容易导致"闭门留寇"，助长邪气。

（5）慢性病处于发作期、活动期的患者不宜服用。如胆囊炎胆石症急性发作、慢性肝炎肝功能异常等。

（6）对于危急重症，则缓不济急，不宜使用。

（7）胃肠功能不佳者，特别是痰湿体质的人，这类人往往舌苔厚腻，消化能力较差，脘腹胀满，大便溏薄，盲目进补会阻碍痰湿的运化，使症状更重。

（8）妊娠期间一般不主张服用膏方。

（9）健康无病、体质强壮的正常人，一般不需要服膏方。

二、膏方不是越贵越好

有人为了追求大补，一味用名贵的药材，但若药不对症，则效果往往会适得其反。有一句话说得好："适合自己的才是最好的。"

三、膏方服用时间与服用剂量

（1）空腹服可使药物迅速入肠，并保持较高浓度而迅速发挥药效。所以，滋腻补益药一般宜空腹服。

（2）在饭后15～30分钟服药。一般适合有肠胃不适的人，也可以改在半饥半饱时服用。

（3）在睡前15～30分钟服用。有补心脾、安心神、镇静安眠作用的膏方宜睡前服。

（4）一般每次服用膏方取常用汤匙1匙为准（约合15～20mL）。初服者可以从半匙开始，逐渐增量至一匙。当然还应根据膏方的性质、疾病的轻重以及患者体质强弱等情况而做相应调整。

四、膏方存放方法

膏方存放方法至关重要。膏方存放得当才能保证其在服用期间充分发挥药力以达到调补的目的。

在膏方制作完成后，让膏体充分冷却后存放在瓷罐（锅、钵）中。亦可以用搪瓷烧锅存放，但不宜用铝制、铁制锅具作为容器。现在医院制作膏方的一般都用瓷罐。

膏方服用周期较长，尽管冬季气温较低，但气温稍高就容易发生霉变，所以应放在阴凉处，最好放在冰箱中冷藏。

◎ 善用地黄丸，把肾补起来

　　曾经有一句广告语：把肾透支的补起来。他好，我也好。广告介绍的是一种治疗肾虚的补肾药。但这则隐晦暧昧的广告，容易导致让大众误解：一是"肾虚"就是"肾阳虚"，就是患有"性功能障碍"；二是肾虚似乎只属于男性，"她"不会肾虚；三是补肾就是"壮阳"。

　　中医辨证认为，肾虚分五种证型：

　　（1）肾阳虚，主要表现为腰膝酸软而痛；男子阳痿早泄，女子宫寒不孕；畏寒肢冷、浮肿，腰以下为甚；性功能减退、小便清长等。

　　（2）肾阴虚，主要表现为头晕耳鸣、腰膝酸痛、失眠多梦、潮热盗汗、五心烦热、咽干颧红、齿松发脱、形体消瘦、小便短黄或大便干结、舌红少津、脉细数等。

　　（3）肾气虚，主要表现为滑精、早泄，尿后滴沥不尽，小便次数多而清，腰膝酸软，听力减退，气短，四肢不温，脉细弱等。

（4）肾精不足，主要表现为发育迟缓、男子精少不育、女子经少经闭、性功能减退、早衰、健忘、脱发齿松、耳鸣耳聋、腰膝酸软等。

（5）肾阴阳两虚，既有肾阳虚又有肾阴虚的症状。

现在出现肾虚或者怀疑自己肾虚的人不少，笔者也经常会被患者问道：医生，我是不是肾虚了？

肾虚的原因很多，如年老体衰出现肾虚是自然规律。《黄帝内经》云："（男子）五八肾气衰，发堕齿槁……八八天癸竭，精少，肾脏衰，形体皆极，则齿发去。"年纪未老之人，由于房事过度、生活不规律、经常熬夜等，也容易出现肾未老先衰。也有因为得了重病、慢性病久治不愈后而导致肾虚的情况。

不管是何种原因的肾虚，调养补肾都是一个不小的学问。在此介绍一系列补肾良药——地黄丸。

当今市场上以地黄丸命名的中成药不少，常用的有八种之多。有的是古代医家的经验结晶，有的是后人在古代地黄丸的基础上，根据不断的临床实践加减而成。

一、肾气丸

肾气丸又名桂附地黄丸，出自医圣张仲景《金匮要略》。由肉桂、附子、熟地黄、山茱萸、牡丹皮、山药、茯苓、泽泻等药组成。具有温补肾阳之功效。可用于治疗肾阳不足、腰膝酸冷、小便不利或反多、痰饮喘咳等症。

二、六味地黄丸

宋代太医钱乙所著的《小儿药证直诀》卷下记载有"地黄丸"方。该方删减了肾气丸当中的附子与肉桂，由熟地黄、山茱萸、山药、泽泻、牡丹皮、茯苓等组成。具有滋阴补肾之功效。可用于治

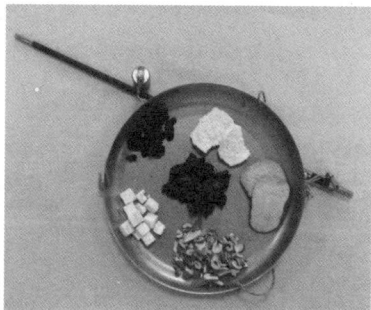

六味地黄丸

疗肾阴亏损、头晕耳鸣、腰膝酸软、骨蒸潮热、盗汗遗精、消渴等症。

三、知柏地黄丸

由六味地黄丸加知母、黄柏而成。具有滋阴清热之功效。可用于治疗潮热盗汗、耳鸣遗精、口干咽燥等症。临床可用于治疗肝肾阴虚有内热的围绝经期综合征、慢性尿道感染、糖尿病等。

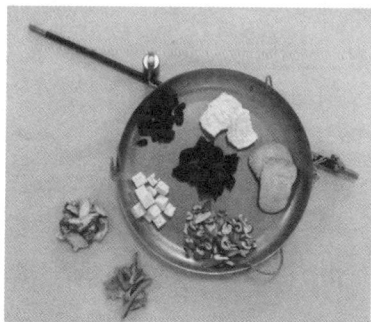

知柏地黄丸

四、杞菊地黄丸

由六味地黄丸加枸杞子、菊花而成。可用于治疗肝肾阴亏

的眩晕、耳鸣、目涩畏光、
视物昏花等症。

　　笔者的先生患高血压病
多年。高血压病患者，往往
肝肾之阴不足，肝阳上亢。
滋阴能够潜阳，所以一直以
来，他在服用降压药的基础

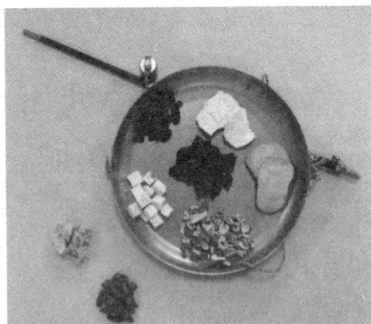
杞菊地黄丸

上，长期服用杞菊地黄丸，可谓治本之举，有利于保持血压的
稳定。

五、明目地黄丸

　　由六味地黄丸加枸杞子、菊花、当归、白芍、蒺藜、煅石
决明而成。具有滋肾、养肝、明目的作用。可用于治疗肝肾阴
虚、目涩畏光、视物模糊、迎风流泪等症。

六、参麦地黄丸

　　由六味地黄丸加北沙参、麦冬而成。具有养阴润肺的作用。
可用于治疗肺肾两虚、咳嗽气喘、咽干口燥等症。

七、麦味地黄丸

　　由六味地黄丸加麦冬、五味子而成。具有滋肾养肺的作用。
可用于治疗肺肾阴亏、潮热盗汗、咽干、眩晕耳鸣、腰膝酸
软等。

八、归芍地黄丸

由六味地黄丸加当归、白芍而成。具有滋肝肾、补阴血、清虚热的作用。可用于治疗肝肾两亏、阴虚血少、头晕目眩、耳鸣咽干、午后潮热、腰腿酸痛、足跟疼痛等症。

以上中成药的使用，有些区别比较细微，一般人难以辨别证型，故需在中医医生的指导下服用。八种地黄丸除了肾气丸属于温补之品，其他都是偏凉滋阴为主，属于滋腻不易消化之物，故寒性体质、脾胃虚寒易胃痛腹泻、消化功能较弱者须慎用。儿童和孕妇切忌擅自用药。

另外，在服用补肾药的同时，一定要养成良好的生活习惯，劳逸结合，饮食清淡，节制性欲，只有肾脏强盛，才能延年益寿！

◎ 葛粉好滋味，升阳亦生津

元旦假期，笔者与亲友长辈们聚餐，酒店里提供的特色饮料居然是由葛粉泡制而成的，绵柔可口、微甜不腻，很受欢迎。不久前，年过七旬的四叔与婶婶刚将自制的野葛粉寄送给我。笔者当即向四叔详细了解了葛粉的采挖加工过程。

采挖野葛根一般在深秋和冬季：一来这时候的葛根已基本停止生长，有效成分含量丰富，品质好，出粉率高；二来周边杂草枯萎，容易发现和挖掘。

葛根往往长在地下 70～80cm 处，采挖难度可想而知，且一不小心容易挖断或碰伤。葛根以 3～5 年生者为好，地上葛藤攀树而长，地下葛根往往长且粗。葛根完成采挖后，先除净泥土，然后用铁砂布磨去外皮，切断后用加工面粉的粉碎机磨碎成豆腐渣样，再反复压榨过滤成葛根浆，沉淀后去水，最后将沉淀物暴晒十天，葛粉块自然燥裂成粉末，如此葛粉方成。

叔婶如此关爱，我感动之余又引出了关于葛根的童年回忆。记得小时候食品匮乏，更不用说有什么好吃的零食。上山挖一截葛根，趁鲜切成厚片或小块，蒸熟了当零食吃。父亲告诉我：在饥荒的年代，许多穷苦人常常挖野葛根充饥，而葛根与葛花又是很好的中药材，所以，葛藤的模样，我自幼牢记在心。

葛根粉，也称葛粉。我们老家常把它当作降火的佳品，上火牙疼、喉咙痛、口舌生疮了，泡一杯葛粉降降火。烹饪菜肴时，葛粉也可以当生粉用。老家的亲戚朋友常常会给我捎来葛粉，所以，葛粉也是我的家常食品。

葛根，味甘、辛，性凉。有解肌退热、透疹、生津止渴、升阳止泻之功。常用于表证发热、项背强痛、麻疹不透、热病口渴、阴虚消渴、热泻热痢、脾虚泄泻等症。

葛根为药食两用的豆科植物。有甘葛与野葛两种。葛根的成分是碳水化合物、

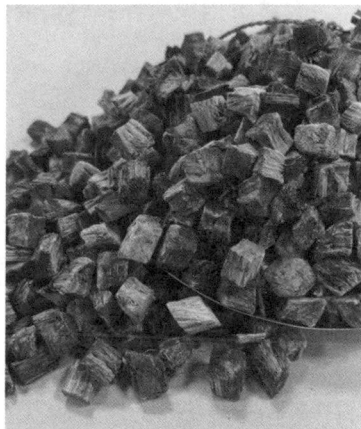

葛根

植物蛋白、多种维生素和矿物质，此外还含有异黄酮类物质，如大豆素、大豆甙、葛根素、葛根素 –7– 木糖甙及异黄酮甙等。

一、葛根的功效

1. 发表解肌

用于外感发热头痛、项背强（僵）痛。代表方子如著名的

葛根汤，此方出自张仲景的《伤寒论》。以葛根为主药，加麻黄、桂枝、芍药、生姜、大枣、甘草组成。"太阳病，项背强几几，无汗恶风者，葛根汤主之。"因项部正是颈椎所处，葛根的解肌、解痉作用，治疗颈椎疾病恰到好处，所以临床每当碰到颈椎病，颈肩僵硬酸痛、头晕、手麻等时常用之，可以说是治疗颈椎病的"特效药"。

2.生津止渴

葛根可用于治疗热病口渴或消渴证（糖尿病）。

3.升阳止泻、透疹

葛根能升发清阳、鼓舞脾胃阳气上升，有制止泄泻的作用。通过中药的配伍，既可以治疗热泻、热痢，也可以治疗脾虚的泄泻、慢性痢疾等。葛根对麻疹透发不畅的有透发的作用。

4.醒酒解酒

《食疗本草》记载："葛根蒸食之，消酒毒。"葛根的解酒作用在《本经》《药性论》《本草拾遗》《千金方》等中医专著中也均有明确的记载。对醉酒者，取葛根30～60g，水煎服，解酒效果很好，而葛花的解酒作用则更为明显。葛花除了能解酒毒，还能醒脾和胃，可用于治疗胸膈饱胀、呕吐等症。

二、现代药理学研究

现代药理学研究证明，葛根中的异黄酮类化合物葛根素，对高血压、高血脂、高血糖和心脑血管等疾病有治疗作用。

（1）营养心肌，扩张血管

葛根总黄酮和葛根素能改善心肌的氧代谢，对心肌代谢产生有益作用，同时能扩张血管，改善微循环，降低血管阻力，使血流量增加，故可用于防治心肌缺血、心肌梗死、心律失常、高血压、动脉硬化等病症。

（2）降糖降脂

葛根素有明显的降低血糖的作用，葛根所含的黄酮类化合物有降血脂的作用，能降低血清胆固醇，降低甘油三酯，可用于治疗高血糖、高脂血症等，疗效确切。

（3）益智

有研究表明，葛根对记忆障碍有较明显的治疗作用，葛根醇提取物能显著对抗东莨菪碱所致的记忆障碍。可用于辅助治疗老年性痴呆、智力障碍、记忆力差等病症。

（4）护肝降脂

葛根中富含的葛根素有提高肝细胞的再生能力，恢复正常肝脏机能，促进胆汁分泌，防止脂肪在肝脏堆积。

另外，葛根含有丰富的黄酮类物质和葛根素，目前异黄酮主要从大豆中提取。随着人们对野葛研究的不断深入，发现野葛中异黄酮的含量和活性远远超过大豆。异黄酮又叫植物雌激素，所以经常食用葛根制品能美容养颜，促进皮肤白皙、光润、细腻；对围绝经期的女性也有益处。

现在临床上，已经有注射用葛根素针剂，它是一种血管扩张剂，具有扩张冠状动脉和脑血管、降低心肌耗氧量、改善微循环和抗血小板的作用。主要用于冠心病、心绞痛、心肌梗死、视网膜动静脉阻塞以及突发性耳聋、眩晕病等的辅助治疗。

综上所述，"三高"人群、老年人、心脑血管疾病患者、女性人群、饮酒人士等，常吃葛粉益处多多。

◎ 黄芪补之长，气虚首担当

　　黄芪，又名绵芪。黄芪为补气之要药，始载于《神农本草经》。古代将黄芪写作"黄耆"，对此李时珍在《本草纲目》中解释说："耆，长（zhǎng）也。黄耆色黄，为补药之长（排行第一），故名。"

　　黄芪是多年生草本植物，高50～100cm。产自内蒙古、山西、甘肃、黑龙江等地。黄芪作为药用迄今已有2000多年的历史，由于长期大量采挖，近几年来野生黄芪的数量急剧减少，已列入国家三级保护植物，为渐危种植物。

　　黄芪是最常用的中药之一。很多人都知道黄芪有补气的作用，因此，作为煲鸡炖老鸭的配料现在超市里都能买到。但中医的"气"是

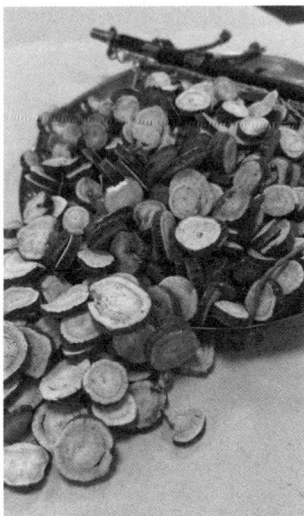

黄芪

一个很大的概念，黄芪补气到底有什么特点？它与人参的补气又有什么区别？家中食用黄芪应注意些什么？

黄芪味甘，性微温，归肺、脾经。能补气升阳、固表止汗、托毒生肌、利尿消肿。

在临床应用主要有如下：

一、补气升阳

黄芪可用于治疗脾肺气虚、中气下陷的神疲乏力、短气、泄泻、脱肛、子宫及内脏下垂等症，常与党参、升麻、柴胡、炙甘草等合用，代表方如补中益气汤。现有中成药补中益气丸。

黄芪为"补气之长"，气行则血行，所以可通过黄芪达到补气以行血之功。黄芪可以广泛用于气虚血滞证，如主治中风之气虚血瘀证，症见半身不遂、口眼㖞斜、语言謇涩、口角流涎等，可用补阳还五汤，由黄芪、赤芍、川芎、当归、地龙、桃仁、红花七味药组成。方中重用黄芪补气，与活血化瘀药配伍，功在益气、活血、通络，临床常用于治疗中风后遗症、冠心病、小儿麻痹后遗症等。

又如治疗营卫虚弱、肌肤麻木不仁，或肢节疼痛，或汗出恶风之"血痹证"，用黄芪桂枝五物汤，由黄芪、桂枝、芍药、生姜、大枣组成。本方能益气温经、和营通痹。此方亦可用于中风之后，半身不遂，或肢体不用，或半身汗出，肌肉消瘦，气短乏力，以及产后、经后身痛等症。笔者常用此方加葛根等药治疗颈椎病引起的手指麻木，也同样有效。

二、固表止汗

黄芪多用于治疗气虚表弱所致的自汗、感冒、过敏性鼻炎等，如黄芪配白术、防风，名玉屏风散，能益气、固表、止汗，现有中成药玉屏风口服液、玉屏风颗粒和玉屏风胶囊等，服用时间长一些，效果也不错。

三、托毒生肌

黄芪可用于阳气虚弱，疮疡久不溃破而内陷，或疮疡溃破，久不收口者，常配党参、肉桂、当归、金银花、皂角刺、地丁等，有托毒生肌的特长。

四、利尿消肿

黄芪可用于治疗气虚脾弱、水湿停滞的各种水肿，如急慢性肾炎水肿，常与防己、茯苓、白术等合用，如防己黄芪汤。黄芪也可以治疗气虚湿阻的肥胖症，这种肥胖在一般人眼中即所谓的"虚胖"。

黄芪可生用或炙用。一般补气健脾多用炙黄芪，固表、托疮、利水常用生黄芪。黄芪常规用量为 15 ~ 30g。根据病情需要，需大剂量使用时可以用到 60 ~ 250g。

黄芪除了水煎服，还可以做成中成药或针剂，如黄芪片、黄芪口服液、黄芪精口服液、黄芪注射液，及与其他中药制成的复方制剂，如黄芪生脉饮、玉屏风口服液、补中益气丸、十全大补丸等。

黄芪也是百姓经常食用的纯天然保健品，民间流传着"常喝黄芪汤，防病保健康"的顺口溜，意思是说经常用黄芪煎汤或泡水代茶饮，具有良好的防病保健作用。据说胡适先生在1920年的秋天，因得病吃了不少西药，总不见痊愈。后来幸得名医陆仲安先生诊治，以黄芪为主药治好了他的病，遂与黄芪结下不解之缘。他在中年以后，渐感疲惫不堪，力不从心，便常用黄芪泡水代茶饮用，每每在上课之前呷上几口黄芪水，精力倍增、声如洪钟。他还把这个"诀窍"告诉周围的人，使不少人受益。现在有很多人也常用黄芪泡水喝以养生保健。

都说中药很难吃，确实，一般的中药口味很差，但黄芪却是例外，口味甘甜。小时候，家中偶尔会奢侈一回，父亲买上一两黄芪一两党参，让母亲炖上一只老母鸡，给全家人补一补。记得等吃完鸡肉，我们几个孩子还会把黄芪、党参捞出来嚼一嚼，味道也挺不错。

日常生活中，黄芪除了可以泡茶喝外，还有很多吃法，如上面说的用黄芪炖鸡、炖鸭（还可以加党参、山药、枸杞子等），剂量一般20～30g；也可以用黄芪煮粥、煎膏、浸酒。

黄芪和人参均属最常用的补气良药，人参大补元气，常用于治疗气虚欲脱、休克、短气神疲等危重证候，还能补益脾肺、生津安神；而黄芪的补气作用虽不及人参，但比较适合一般的气虚症状，如体衰日久、言语低弱、脉细无力者，更能升阳固表、托毒生肌、利尿消肿，这是人参所不及的。因此，在运用上黄芪的范围也更为广泛多样。

黄芪适合气虚体弱、久病免疫功能低下等人群，对于表实邪盛、气滞湿阻、食积停滞、痈疽初起或溃后热毒尚盛等实证及阴虚阳亢、平时容易上火之人，则须慎用，或与其他中药配伍应用。

黄芪的剂量也不是越多越好，要因人而异、因病而异。"气有余便是火"，剂量过大容易上火；补气又容易引起气胀气滞。这些不得不知！

所以黄芪虽好，也不能盲目服用，必要时请在中医医生指导下使用。

◎ 活用中成药，居家治感冒

一则"流感转向攻击孩子脑部"的消息一度在互联网上盛传，弄得人心惶惶。分析其传播的原因：一是与公众对"流感"的认识与实际出入太大。原本许多人不把感冒当回事儿，现听说会导致严重后果，自然大吃一惊。二是描写玄乎。"转向攻击"一说，好像病毒已掌握了智能技术，恐怖组织拥有了远程导弹，令人心生恐惧。三是瞄准最敏感之处，"孩子""脑部"，"别让孩子输在起跑线上"就已够千万家庭焦虑的了，流感（流行性感冒）袭击脑部之后，连起跑的梦想都要破灭了。

当然，事实并非如此。专家们纷纷站台辟谣，指出部分公众对流感存在的两个极端性的误区，一是太不重视；二是过度担心。而最根本的原因是公众对"感冒"和"流感"的认识不足。

普通感冒属于上呼吸道感染，主要症状是头痛、鼻塞、流涕、喷嚏、恶寒、发热、咽喉痛等。

流行性感冒（简称"流感"）属于全身性疾病，具有较强的传染性，主要症状为发热、头痛、肌肉痛和全身不适，体温可达39～40℃，可有畏寒、寒战，多伴全身肌肉关节酸痛、乏力、食欲减退等全身症状，常有咽喉痛、干咳，可有鼻塞、流涕、胸骨后不适等。颜面潮红，眼结膜充血。部分患者以呕吐、腹痛、腹泻为特点。流感还容易出现严重的并发症，如肺炎、神经系统损伤、心脏损伤、肌炎和横纹肌溶解等。

普通感冒和流感，初起时症状相近，但两者区别点也很明显：一是是否有传染性，二是症状是局限在上呼吸道还是出现全身症状，三是是否有并发症。

由于流感病毒类型复杂，其传染性、症状和并发症也各有差异。

本文重点介绍针对普通感冒和流感初起时，中医式的家庭预防和治疗方法。

中医把普通感冒称为"伤风"，严重者称为"重伤风"，而病情重又有流行性、传染性的称为"时行感冒"。流感就属于中医"时行感冒"的范畴。

近年来，流感防控的实践和科学研究证明，中医药防治流感行之有效。为了防止并发症的发生，早期治疗是关键，这里主要讲讲在感冒初起之时，如何选用小单方、中成药，把疾病消灭在萌芽阶段或及时阻断疾病进展。

一、葱豉汤

葱豉汤可谓药食同源的一道"食疗方"，具有发汗解表、通阳散寒的作用。适用于风寒感冒初起、恶寒发热、头痛鼻塞、无汗者。用葱白 3 ~ 8 枚、淡豆豉 6 ~ 15g，水 300mL，煮 10 分钟，温服，每次饮用 50 ~ 100mL，每天饮用 3 ~ 6 次。

此方因无一般中药的苦涩味，所以儿童容易接受。

二、午时茶

午时茶（中成药）是由苍术、陈皮、柴胡、连翘、白芷、枳实、山楂、羌活、防风、神曲、甘草、桔梗、麦芽、苏叶等十九味药制成的颗粒剂，有茶叶香气，味甘、苦。具有疏表导滞，化浊和胃的作用。

主要用于治疗外感风寒、头痛咳嗽、全身酸痛、内伤饮食、呕恶腹泻、晕船晕车、水土不服等症。在受寒之初，马上冲一包午时茶，往往可以驱散表邪。一次笔者外出遇冷风，头痛不适，服用一包后即解除。

本品口味香甜，儿童也可选用。笔者每在小外孙流清鼻涕之时，就给他喝上半包午时茶泡的"糖水"，常能阻止病情的继续发展。

三、小柴胡冲剂

小柴胡冲剂（中成药）由柴胡、半夏、生姜、黄芩、大枣、人参、甘草等组成，具有解表散热，疏肝和胃的功效。感冒出现寒热往来或恶寒发热等症，可以选用小柴胡冲剂。临床观察，退热效果还是不错的。

四、连花清瘟胶囊

连花清瘟胶囊（或连花清瘟颗粒）由连翘、金银花、炙麻黄、炒苦杏仁、石膏、板蓝根、绵马贯众、鱼腥草、广藿香、大黄、红景天、薄荷脑、甘草等组成。能清瘟解毒，宣肺泄热。可用于治疗流行性感冒属热毒袭肺证。症见发热或高热、恶寒、肌肉酸痛、鼻塞流涕、咳嗽、头痛、咽干咽痛、舌偏红、苔黄或黄腻等症。

需要注意的是：以上方法，只适合感冒初起症状比较轻者，若用后效果不明显，应及时去医院就诊，以免耽误病情。

中医药治疗感冒疗效确切。但在门诊时常遇见许多感冒患者，一开始为了图方便，先用西药或中成药治疗，症状稍有改善就中止服药，其实病症并未得到彻底解决，特别是咳嗽这一症状比较顽固，有的人甚至会拖上几个月，反反复复，缠绵难愈。笔者的经验方"加味止嗽散"，大部分患者服后都能较为迅速地得以缓解。常有患者说：早知中药效果这么好、这么快，早就来看中医了。看来，"中医治慢病"的错误观念影响了很多人，本可以很快治愈的感冒却常被延误。当然，若病情严重或已出现并发症者，应中西医结合治疗。